OPD-2 im Psychotherapie-Antrag

OPD-2 im Psychotherapie-Antrag

Stasch, Grande, Janssen, Oberbracht, Rudolf

Programmbereich Psychiatrie

Michael Stasch, Tilman Grande,
Paul Janssen, Claudia Oberbracht
Gerd Rudolf

OPD-2 im Psychotherapie-Antrag

Psychodynamische Diagnostik
und Fallformulierung

Anwendungen der Operationalisierten
Psychodynamischen Diagnostik 2

2., überarbeitete Auflage

hogrefe

Bibliografische Information der Deutschen Nationalbibliothek
Die Deutsche Nationalbibliothek verzeichnet diese Publikation in der Deutschen Nationalbibliografie; detaillierte bibliografische Daten sind im Internet über http://dnb.d-nb.de abrufbar.

Anregungen und Zuschriften bitte an:
Hogrefe AG
Lektorat Psychiatrie, Gesundheitswesen, Medizin
Länggass-Strasse 76
CH-3000 Bern 9
Tel: +41 31 300 4500
verlag@hogrefe.ch
www.hogrefe.ch

Lektorat Psychiatrie, Gesundheitswesen, Medizin
Bearbeitung: Melanie Stasch, Heidelberg
Herstellung: Daniel Berger
Umschlaggestaltung: Claude Borer, Basel
Druckvorstufe: Claudia Wild, Konstanz
Druck und buchbinderische Verarbeitung: Finidr s. r. o., Český Těšín
Printed in Czech Republic

2., überarbeitete Auflage 2016

ISBN 978-3-456-85585-1

Inhalt

Vorwort

Die Operationalisierte Psychodynamische Diagnostik hat – seit ihrer Einführung im Jahr 1996 und insbesondere durch die klinische Erweiterung der 2. Version (OPD-2) – nicht nur im deutschsprachigen Bereich, sondern auch international, eine starke Verbreitung erfahren. Mittlerweile hat sie sich als Verfahren in den psychodynamisch orientierten Ausbildungsinstituten etabliert und wird zunehmend auch in der klinischen Fallpräsentation und Supervision verwendet. Die Notwendigkeit, die psychotherapeutische Behandlung klar und nachvollziehbar zu fokussieren, führte zu einem starken Interesse und einer raschen Verbreitung besonders in der stationären Psychotherapie.

Niedergelassene Kolleginnen und Kollegen melden in unseren Trainings regelmäßig zurück, dass sie die OPD sehr hilfreich für die Strukturierung ihres klinischen Blicks einschätzen, sich aber bei der konkreten Umsetzung – insbesondere bei der Antragsformulierung – schwer tun. Entsprechend verhalten oder unsystematisch wird die OPD daher im Bericht zum Antrag eingesetzt. Von der Seite der Gutachter wird gelegentlich bemängelt, dass Begrifflichkeiten und Formulierungen der OPD zu schablonenhaft verwendet werden, sodass sie letztlich beliebig und wenig aussagekräftig erscheinen. In diesem Zusammenhang mussten wir auch feststellen, dass OPD-Formulierungen mittlerweile Eingang in textbausteinbasierte «Antrags-Hilfe-Programme» gefunden haben, in denen Patientenschicksale und deren psychodynamische Hintergründe mehr oder weniger konstruiert werden. Vor dem Hintergrund des neuen Patientenrechtegesetzes wird sich diese Entwicklung hoffentlich etwas eindämmen lassen.

Der Komplexität psychodynamischer Vorgänge gerecht zu werden, ist wohl die größte Schwierigkeit in unserer Disziplin. Gerade in der sehr komprimierten Form eines Berichts zum Psychotherapie-Antrag wird man daher um Reduktionen und Begrenzungen nicht umhin kommen. Als Kliniker stellen wir uns dieser Herausforderung tagtäglich und möchten mit diesem Werk einen Beitrag dazu leisten, den Blick auf das (hoffentlich) Wesentliche einzustellen und das auch entsprechend zu formulieren.

Der Arbeitskreis, aus dem dieses Buch entstanden ist, setzt sich aus verschiedenen Generationen der «OPD-Familie» zusammen – Gründungsväter und Nachwuchs. Daraus ergab sich eine inspirierende Zusammenarbeit, deren Lebendigkeit gerade aus den zum Teil recht unterschiedlichen Erfahrungshintergründen und auch psychoanalytischen Sozialisationen erwuchs. Als Initiator dieser «Antrags-Gruppe» bin ich dankbar für die Chance dieses Projekts und die Offenheit und Schaffenskraft aller Beteiligten. Dank geht zu guter Letzt auch an die OPD-Gesamtgruppe, die das Zustandekommen dieses Buches ideell, fachlich und auch finanziell unterstützt hat.

Michael Stasch, Heidelberg im November 2013

1. OPD in der Praxis der ambulanten Richtlinienpsychotherapie

1.1 Die Entwicklung der Operationalisierten Psychodynamischen Diagnostik (OPD)

Das diagnostische System OPD (Operationalisierte Psychodynamische Diagnostik, Arbeitskreis OPD, 1996) wurde mit der Zielsetzung entwickelt, die psychodynamischen Aspekte psychischer Störungen reliabel diagnostisch beschreiben zu können, was bis dahin aufgrund der Vieldeutigkeit der historisch gewachsenen psychoanalytischen Konzepte kaum möglich war (Janssen, 2000). Zu diesem Zweck wurde die Ganzheitlichkeit des intrapsychischen und intersubjektiven Geschehens aufgegliedert und in fünf Dimensionen (Achse I bis V) beschrieben. Auf jeder Dimension wurden die einzelnen Punkte (z. B. unbewusste Konflikte) operational, d. h. verhaltensnah definiert. Studien zeigten, dass unterschiedliche Untersucher den gleichen Fall (i. d. R. Videoaufzeichnungen von diagnostischen Interviews) mit befriedigender Übereinstimmung hinsichtlich der OPD-Merkmale einschätzen können (Rudolf et al., 1996; Zimmermann et al., 2010). Für die im universitären Bereich tätigen, psychodynamisch orientierten Mitglieder der OPD stand damit erstmals ein reliables Instrument zur Erfassung psychodynamischer Befunde zur Verfügung. Dieses wurde in der Folgezeit in zahlreichen Therapiestudien angewandt (Groß et al., 2007; Kessler et al., 2011; Rudolf et al., 2004; Stasch/Cierpka, 2006; Stasch et al., 2007). Sie belegten über die bereits erwähnte Reliabilität hinaus zahlreiche Aspekte der Validität für die einzelnen Achsen und das Gesamtsystem, so z. B. bedeutsame Zusammenhänge zwischen OPD-Konflikten bzw. strukturellen Aspekten einerseits und bewährten Testinstrumenten andererseits und insbesondere auch die prädiktive Bedeutung von OPD-Befunden für Verlauf und Ergebnis von Psychotherapien (Cierpka et al., 2001; Grande et al., 2003; Groß et al., 2007; Kessler et al., 2011; Oberbracht, 2005; Rudolf et al., 2002; Rudolf et al., 2012). Als besonders interessant für die Beurteilung des Therapieerfolgs erwies sich die Verwendung der Heidelberger Umstrukturierungsskala (Rudolf, Grande & Oberbracht, 2000), die es erlaubt, das Ausmaß der therapeutischen Veränderung in den diagnostisch ausgewählten OPD-Foki (vgl. dazu auch Grande et al., 2004; Grande et al., 2001) einzuschätzen.

2006 erfolgte ein weiterer wesentlicher Entwicklungsschritt des OPD-Systems, das nun noch stärker auf die Belange der praktizierenden Therapeuten ausgerichtet wurde. OPD-2 unternahm den Schritt von der reinen Diagnostik zur Diagnostik im Interesse der Behandlungsplanung und therapeutischen Zielsetzung. Mittlerweile waren bereits Vorschläge zu einer differenziellen psychodynamischen Psychotherapie auf der Grundlage der OPD-Diagnostik vorgelegt worden (z. B. Rudolf, 2004, 2010).

Von psychoanalytischer Seite erfuhr das System gelegentlich die Kritik, dass es scheinbar vereinfachend und positivistisch der Komplexität des intrapsychischen und interpersonellen Geschehens nicht in allen Punkten gerecht werde. Zudem könne das OPD-System, so lautet ein zweiter Kritikpunkt, unter Umständen auch den weniger erfahrenen Therapeuten erlauben, psychodynamische Begriffe zu verwenden, ohne dass die komplexen inneren Zusammenhänge verstanden werden. Das gilt freilich nicht nur für OPD-Begriffe, sondern für jegliche – auch die traditionellen – psychoanalytischen Begriffe.

Dem gegenüber steht das sehr ausgeprägte Interesse an der OPD auf Seiten der ambulanten und stationär tätigen Psychotherapeuten. Es ist ablesbar an der großen Zahl derer, die OPD-Schulungen absolviert haben; an der Tatsache, dass OPD-Diagnostik und Therapieplanung in vielen therapeutischen Ausbildungsgängen selbstverständlich integriert sind; an der Bedeutung, die OPD als standardisiertes Instrument der Diagnostik und Qualitätssicherung in vielen psychotherapeutischen Kliniken besitzt; an der Verbreitung der OPD-Literatur hierzulande: OPD-1 1. Aufl. 1996, 2. Aufl. 1998, 3. Aufl. 2001, 4. Aufl. 2004; OPD-2 1. Aufl. 2006, 2. Aufl. 2009, 3. Aufl. 2014; OPD-KJ 1. Aufl. 2003, 2. Aufl.

2007; OPD-KJ 2, 2013, OPD in der Praxis (Schauenburg et al., 1998); Was leistet die OPD? (Schneider/Freyberger, 2000); Lernen in der Praxis (Dahlbender et al., 2004); das Abhängigkeitsmodul (Arbeitskreis OPD-Abhängigkeitserkrankungen, 2013) und nicht zuletzt auch an der großen internationalen Resonanz: Übersetzungen ins Englische (2001), Italienische (2002), Chinesische (2007), Ungarische (2007), Spanische (2008), Russische (2009), Rumänische (2012), Tschechische (2013) und in den Aktivitäten der jeweiligen Arbeitsgruppen dieser Länder.

Für die bisherige Nutzung des OPD-Systems lassen sich somit folgende Schwerpunkte festhalten:

- **Aus- und Weiterbildung:** Standardisierte Beschreibung psychodynamischer Aspekte von Persönlichkeit und Krankheit
- **Diagnostik:** Gestaltung des diagnostischen Gesprächs und Erarbeitung psychodynamischer Fallformulierung mithilfe standardisierter psychodynamischer Beschreibung
- **Forschung, Qualitätssicherung:** Reliables Instrument der Forschung und klinischen Routine
- **Therapeutische Praxis:** Fokussierung psychodynamischer Daten im Interesse therapeutischer Zielsetzung und Behandlungsplanung; OPD-basierte psychodynamische Psychotherapien zur differenziellen Bearbeitung konflikthafter und strukturbedingter Foki; Evaluation von Therapieprozess und -ergebnis.

1.2 Das Gutachterverfahren in der Richtlinienpsychotherapie

Mit der Einführung der Psychotherapie in die kassenärztliche (heute: vertragsärztliche) Versorgung 1967 wurde das Gutachterverfahren als verbindlicher Bestandteil der Psychotherapie-Richtlinien eingeführt. Dieses Gutachterverfahren dient der Vorab-Prüfung der Notwendigkeit, Wirtschaftlichkeit und Zweckmäßigkeit (§ 12, § 70 SGB V) von im Rahmen der vertragsärztlichen Versorgung durchgeführten Leistungen der Richtlinienpsychotherapie. Das Gutachterverfahren dient damit auch der Qualitätssicherung (vgl. Rüger et al. 2012, S. 83). Bei der Richtlinien-Psychotherapie tritt das Gutachterverfahren an die Stelle der ansonsten in der vertragsärztlichen Versorgung üblichen nachträglichen Wirtschaftlichkeitsprüfung von bereits durchgeführten Behandlungsmaßnahmen. Anders als sonst in der vertragsärztlichen Versorgung entfällt mit der vorangegangenen Begutachtung eine nachträgliche Wirtschaftlichkeitsprüfung.

Der Gutachter hat die Aufgabe, anhand des ihm über die Krankenkasse weitergeleiteten, anonymisierten Berichtes des Therapeuten dazu Stellung zu nehmen, ob die geplante psychotherapeutische Behandlung notwendig ist, ob diese Behandlung einem anerkannten Verfahren entspricht und ob eine sinnvolle und zweckmäßige Behandlungsplanung vorliegt (§ 70 SGB V). Der Gutachter überprüft also anhand des ihm vorgelegten strukturierten Berichts, ob bei dem betreffenden Patienten krankheitswertige Beschwerden im Sinne der Richtlinien vorliegen und ob eine Erfolg versprechende Behandlungsplanung vorliegt. Dabei müssen entsprechend § 12 SGB V die beantragten Leistungen einerseits ausreichend, andererseits aber auch zweckmäßig und wirtschaftlich sein und dürfen das Maß des Notwendigen nicht überschreiten. Zugleich müssen auf Seiten des Patienten die prognostischen Voraussetzungen für einen Behandlungserfolg vorliegen.

Grundlage eines Berichtes an den Gutachter ist für den (psychodynamisch orientierten) Therapeuten eine eingehende (psychodynamische) Diagnostik. Eine operationalisierte psychodynamische Diagnostik (OPD) hat inzwischen auch Eingang in das Diagnostik-Kapitel des Kommentars zu den Psychotherapie-Richtlinien gefunden. Danach ist neben der vorgeschriebenen ICD-Diagnostik auch immer eine verfahrensspezifische (z. B. psychodynamische) Diagnostik notwendig. Und diese sollte hinreichend operationalisiert sein, um eine wenig hilfreiche begriffliche Beliebigkeit zu vermeiden (Rüger et al., 2012, S. 29).

1.3 OPD in der Richtlinienpsychotherapie: Bisherige Erfahrungen

Da zunehmend mehr Therapeuten Interesse an und Erfahrung mit der OPD besitzen, lag es für sie nahe, diese Erfahrungen auch in den Bericht zum Antrag einfließen zu lassen. Freilich war man sich unsicher, wie das geschehen könne und wie es von Seiten der Begutachtenden aufgenommen würde.

Von manchen Gutachtern wurde die Einführung der OPD als wissenschaftlich fundierte Form der psychodynamischen Beschreibung begrüßt, von anderen kritisiert, weil OPD-Begriffe zuweilen nur erwähnt wurden, ohne dass diese Befunde aus der Lebensrealität des Patienten, seinem Verhalten und subjektivem Erleben abgeleitet waren («Es liegt ein Autonomie-Abhängigkeits-Konflikt vor.»).

In den gutachterpflichtigen Berichten zum Antrag auf Psychotherapie finden sich aktuell OPD-Aspekte in 35 % der Texte (25 % betreffen OPD-Konflikte, 20 % OPD-Strukturaspekte, 10 % beides) (Rudolf, 2009). Da bisher diesbezüglich keine Empfehlungen vorliegen, wurden die OPD-Angaben sehr individuell gestaltet. Einzelne Therapeuten ergänzten ihren Bericht um einen kompletten OPD-Befund, andere fügten OPD-Aspekte in die Berichtsabschnitte «psychischer Befund», «Psychodynamik», «psychodynamische Diagnose», «Therapieplanung» ein. Manche der vielgelesenen Ratgeber raten zur Vorsicht im Blick auf möglicherweise kritische Gutachter. Von diesen wurde zurecht kritisiert, dass manche Therapeuten z. B. den Autonomie-Abhängigkeits-Konflikt in einem sehr allgemeinen Sinne zur Beschreibung vielfältiger neurotischer Lebensprobleme in der Auseinandersetzung um Verselbstständigung und Bindung verwendeten (während es sich bei dem Autonomie-Abhängigkeits-Konflikt nach den Definitionen der OPD-1 um einen sehr speziellen, eher schwerwiegenden Konflikt handelt). In der OPD-2 wurde daher diese Begrifflichkeit verändert und für den Konflikt 1 der Terminus Individuations-Abhängigkeits-Konflikt gewählt. Es hat aber den Anschein, dass viele Therapeuten an dem nicht ganz OPD konformen Autonomie-Abhängigkeits-Konflikt festhalten. Er ist nach wie vor der am häufigsten verwendete Konflikt, dreimal so häufig wie die nachfolgenden Konflikte Autarkie-Versorgung und Selbstwert.

Strukturelle Aspekte werden in etwa 20 % der Berichte beschrieben, am häufigsten zur Charakterisierung des Strukturniveaus, seltener zur Beschreibung spezifischer struktureller Störungen. Eine Diskussion des Strukturniveaus erfolgt i. d. R. im Zusammenhang mit der Behandlungsplanung (ausreichend gutes Strukturniveau, um bestimmte Therapien durchführen zu können) oder im Behandlungsverlauf (zunehmend deutlich werdende strukturelle Einschränkungen, welche Behandlungsmodifikationen notwendig machen).

In Seminaren lassen die Therapeuten immer wieder erkennen, dass sie bemüht sind, ihre Patienten generell und speziell im Bericht zum Antrag «zu schützen», indem sie schwerwiegendere Pathologien bei Seite lassen. Dazu gehören auch die strukturellen Störungen im Sinne von Persönlichkeitsstörungen, die offensichtlich unterrepräsentiert sind (ca. 3 % Nennung bei zu erwartenden 30 % Vorkommen). Stattdessen wird häufig eine möglichst unangreifbare «neurotische» Konfliktpathologie angeführt (wie z. B. der erwähnte Autonomie-Abhängigkeits-Konflikt in seiner allgemeinen, nicht OPD-spezifischen Bedeutung).

Mit einer solchen, eher defensiven Strategie, begründet durch die Sorge vor gutachterlicher Kritik und eventueller Nicht-Befürwortung, bleiben die Möglichkeiten der OPD als Instrument der Qualitätssicherung in der Richtlinienpsychotherapie noch zu wenig genutzt.

Da sich viele Therapeuten für OPD interessieren und z. B. ihre Behandlungen in OPD-Supervisionsgruppen begleiten lassen wollen und da viele Gutachter eine standardisierte psychodynamische Begrifflichkeit im Sinne der OPD bei richtiger Anwendung für einen Fortschritt der Qualitätssicherung auch in der ambulanten Richtlinienpsychotherapie halten, werden wir im Folgenden nochmals die Grundsätze OPD-basierter psychodynamischer Fallbeschreibung verdeutlichen und darlegen, wo und wie diese in den Bericht zum Antrag integriert werden können.

2. Übersicht zu den Achsen der OPD

Nachfolgend wird in Form von Tabellen und einer Abbildung eine Übersicht zu den vier Achsen der OPD-2 gegeben. Darin werden die zentralen Konzepte der OPD aufgelistet und stichwortartig erläutert, sodass damit eine Orientierung für den erfahrenen OPD-Anwender zur Verfügung steht. Der noch nicht Kundige sollte aber unbedingt das ausführliche Manual (Arbeitskreis OPD, 2006) hinzuziehen und die vom Arbeitskreis empfohlenen Schulungen in Anspruch nehmen.

Die Übersicht verzichtet absichtlich auf die formaleren Aspekte der OPD-Achsen, v. a. auf die für die diagnostischen Einschätzungen vorgesehenen Skalen und die damit verbundenen Anwendungsvorschriften. Sie konzentriert sich stattdessen auf die dahinter stehenden Konzepte und deren klinischen Bedeutungskern. Dies geschieht zum einen wegen der für den Bericht an den Gutachter vorgegebenen Richtlinien, die eher eine qualitative als eine quantitative Erörterung der Patientenproblematik fordern. Die hier dargestellte, stärker klinische Orientierung trägt zum anderen auch dem Umstand Rechnung, dass die diagnostische Einschätzung des Patienten neben der Beschreibung der Psychodynamik, Behandlungsplanung und Prognose nur einen Teilschritt in der Argumentation des Berichtes darstellt und ihr im Falle ihrer vollständigen Ausführung in der Form des OPD-Standardverfahrens ein zu großes Gewicht gegeben würde.

2.1 Krankheitserleben und Behandlungsvoraussetzungen

Die **Tabelle 2-1** enthält eine Übersicht zu den in der Achse I «Krankheitserleben und Behandlungsvoraussetzungen» beschriebenen Befundaspekten. In der Standardanwendung der OPD wird verlangt, dass

Tabelle 2-1: Achse I: Krankheitserleben und Behandlungsvoraussetzungen

1. Gegenwärtige Schwere der Störung/des Problems	
1.1 Schwere der Symptomatik	Objektivierende globale Beurteilung der Störungsschwere unter synoptischem Einbezug körperlicher, psychischer und sozialer (z. B. Beziehungsschwierigkeiten) Problemaspekte.
2. Dauer der Störung/des Problems	
2.1 Dauer der Störung 2.2 Alter bei der Erstmanifestation	Dauer der aktuellen Störung in Jahren oder Monaten bezogen auf die Hauptproblematik; die Erstmanifestation muss nicht am Anfang der aktuellen Störung stehen, wenn es im Anschluss an sie störungsfreie Intervalle gab.
3. Krankheitserleben und -darstellung des Patienten	
3.1 Leidensdruck 3.2 Darstellung körperlicher Beschwerden und Probleme 3.3 Darstellung psychischer Beschwerden und Probleme 3.4 Darstellung sozialer Probleme	Das vom Patienten subjektiv erlebte Ausmaß von Leiden, soweit es sich aus seinen verbalen, gestischen oder auch szenischen Äußerungen erschließen lässt; das Ausmaß der Präsentation körperlicher, psychischer oder sozialer Probleme unter Berücksichtigung sowohl verbaler als auch szenischer Äußerungen.
4. Krankheitskonzepte des Patienten	
4.1 An somatischen Faktoren orientiert 4.2 An psychologischen Faktoren orientiert 4.3 An sozialen Faktoren orientiert	Bewusste subjektive Ursachenvorstellungen des Patienten bezüglich seiner Erkrankung; eine Orientierung an psychologischen Faktoren schließt Beziehungsprobleme ein, wenn der Patient eigene Anteile daran reflektiert – bei der Orientierung an sozialen Faktoren stehen hingegen eindeutig äußere Belastungen seitens der sozialen Umwelt (Mobbing, Arbeitsamt etc.) im Fokus; die drei Krankheitskonzepte schließen sich nicht gegenseitig aus.

5. Veränderungskonzepte des Patienten	
5.1 Gewünschte Behandlungsform: körperlich 5.2 Gewünschte Behandlungsform: psychotherapeutisch 5.P 1: Symptomreduktion 5.P 2: Reflektierend-motivklärend/ konflikt-orientiert 5.P 3: Emotional-supportiv 5.P 4: Aktiv-anleitend 5.3 Gewünschte Behandlungsform: sozialer Bereich	Die Veränderungskonzepte schließen sich nicht gegenseitig aus, sind aber in der Regel verschieden gewichtet; diese Gewichtung sollte beurteilt werden. Körperlich oder sozial orientierte Veränderungsvorstellungen sind konkret zu beschreiben (z. B. Medikation; Schuldnerberatung). Die gewünschte psychotherapeutische Behandlungsform kann mit Blick auf die vier genannten Behandlungsvorstellungen differenziert beschrieben werden.
6. Veränderungsressourcen	
6.1 Persönliche Ressourcen 6.2 (Psycho-)soziale Unterstützung 6.P 1: Offenheit	Gesundheits- und therapieförderliche persönliche Haltungen, Fähigkeiten und Eigenschaften; soziale Integration und Fähigkeit zum Gebrauch des sozialen Umfeldes; Offenheit für eine psychologische Betrachtung der Störung und für entsprechende Anstöße des Therapeuten
7. Veränderungshemmnisse	
7.1 Äußere Veränderungshemmnisse 7.2 Innere Veränderungshemmnisse 7.P 1: Sekundärer Krankheitsgewinn	Etwa berufliche und private Inanspruchnahme oder Versicherungssituation; fehlende Motivation, besonders: sekundärer Krankheitsgewinn

die Ausprägung jeder dieser Aspekte auf einer 5-stufigen Skala mit den Stufen «nicht/kaum», «mittel» und «sehr hoch» beurteilt wird. Dieses Vorgehen würde den für den Bericht zum Antrag vorgegebenen Rahmen aus den eingangs genannten Gründen sprengen und ist daher nicht zu empfehlen. Wir schlagen stattdessen vor, die in **Tabelle 2-1** aufgeführten Gesichtspunkte im Bericht in der Art einer Heuristik zu berücksichtigen und ggf. in den dazu geeigneten Abschnitten zu diskutieren (Kapitel 5).

2.2 Beziehung

Abbildung 2-1 stellt das Schema für die Analyse repetitiver Beziehungsmuster nach OPD-2 dar. Es beschreibt, wie der Patient in Beziehungen genau jene Reaktionen provoziert, die er eigentlich befürchtet und vermeiden möchte. Die obere Hälfte bildet die *Erlebensperspektive des Patienten* ab. Dem rechten Feld werden dabei jene Beziehungsaspekte zugeordnet, die der Patient von Seiten der *anderen* erlebt; das linke enthält Reaktionen und Verhaltensweisen, die der Patient bei sich *selbst* erlebt. Im unteren Teil des Schemas werden jene Aspekte des Beziehungsgeschehens abgebildet, die *andere* immer wieder in der Begegnung mit dem Patienten erleben, darunter auch der Untersucher (*Erlebensperspektive der anderen*). Die Pfeile bezeichnen wichtige Zusammenhänge innerhalb des Schemas: In der Erlebensperspektive der Patienten verläuft die Abfolge der Ereignisse typischerweise von rechts nach links (I. Zusammenhang): Patienten schildern wiederkehrende Beziehungsakte anderer, die sie als enttäuschend oder feindselig erleben und auf die

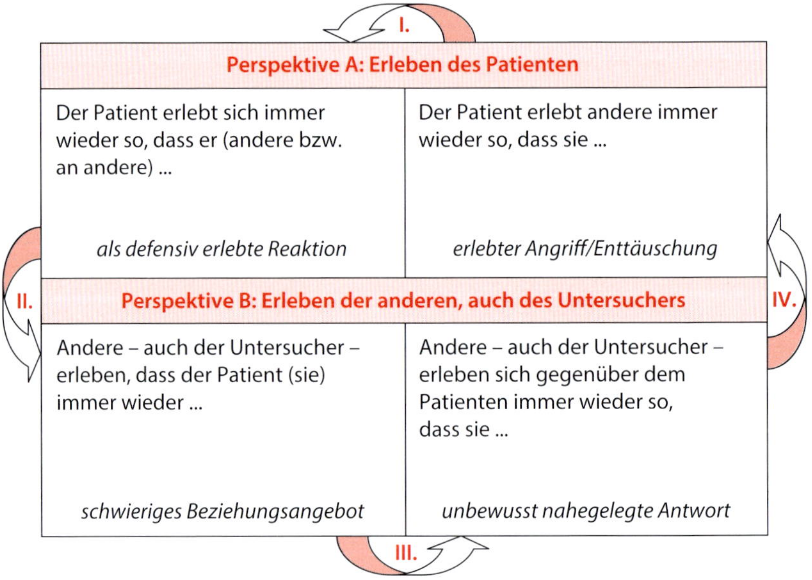

Abbildung 2-1: Achse II «Beziehung»: der beziehungsdynamische Zirkel

sie *reagieren*. Aus der Perspektive der anderen und des Untersuchers verhalten sich die Dinge in der Regel gerade umgekehrt: Was der Patient als seine *Reaktion* auf das Objekt schildert, erscheint hier als problematisches Beziehungs*angebot*, welches das Gegenüber herausfordert und verwickelt (II.). Der Patient legt mit seinem Beziehungsangebot bestimmte Reaktionen nahe, die in der Gegenübertragung als Gefühle, Fantasien und Handlungsimpulse erfahrbar werden (III.). Der Untersucher kann nun prüfen: Wie würde es der Patient erleben, wenn ich jenen Impulsen nachgeben würde, die er mir durch sein Beziehungsangebot nahe legt? Würde er mein Verhalten dann genau so wahrnehmen, wie er das Verhalten anderer auch sonst immer wieder erlebt? Diese Fragen betreffen den IV. Zusammenhang zwischen den Feldern rechts unten und rechts oben. Wenn diese Verbindung stimmig hergestellt werden kann, ist die Rekonstruktion des beziehungsdynamischen Geschehens abgeschlossen.

2.3 Konflikt

Tabelle 2-2 enthält die Übersicht zu der Achse III «Konflikte». In der Standardanwendung der OPD wird verlangt, dass die Bedeutsamkeit jeder dieser Konflikte auf einer 4-stufigen Skala mit den Stufen «nicht vorhanden», «vorhanden und wenig bedeutsam», «bedeutsam» und «sehr bedeutsam» beurteilt wird. Anstelle dieser ausführlichen Form der Einschätzung sollte für den Zweck des Berichts nur geprüft werden, welche Konflikte vorliegen und welches Gewicht sie für die Störung des Patienten im Vergleich zueinander haben. Gewöhnlich ist die Auswahl von zwei oder drei Konflikten ausreichend, um die Dynamik einer Störung in ihren zentralen Aspekten zu erfassen. Es ist meist außerdem möglich, eine Hierarchie herzustellen und den «Hauptkonflikt» bzw. den «zweitwichtigsten Konflikt» zu benennen.

Tabelle 2-2: Achse III «Konflikte»: Inhalte der Beziehungsgestaltung

K 1 **Individuation vs. Abhängigkeit**	Sicherung von Beziehungen mit ausgeprägter Abhängigkeit oder Aufbau einer emotionalen Unabhängigkeit; «mediale» Objektqualität; Leitaffekt: existenzielle Angst und Bedrohung durch Nähe oder Verlorenheit; Frage der basalen Beziehungs-/Bindungsfähigkeit
K 2 **Unterwerfung vs. Kontrolle**	Gehorsame Unterwerfung (mit untergründigem Widerstand; Retention) oder Kontrolle/Sich Auflehnen; Leitaffekt: Ärger (auch Scham, wenn eigene Normen nicht erfüllt werden)
K 3 **Versorgung vs. Autarkie**	Wünsche nach Versorgung, Geborgenheit, «(auch) Etwas-bekommen-Wollen»; deshalb Abhängigkeit oder aber scheinbare Selbstgenügsamkeit (oft mit altruistischer Bemühung); Leitaffekte: Trauer, ggf. auch Neid, Enttäuschung
K 4 **Selbstwertkonflikt**	Stabilisierung des Selbstwerts durch besonders defizitäre oder idealisierende Selbstzuschreibungen; Kampf um diese Selbstbilder bei Infragestellungen; Leitaffekt Scham/narzisstische Wut
K 5 **Schuldkonflikt**	Generalisierte (d. h. nicht auf spezifische Konfliktbereiche bezogene) Abweisung jeglicher Schuld und Verantwortung oder generalisierte Übernahme jeglicher Schuld und Verantwortung; Leitaffekte: Schuld/Vorwurf (in der Gegenübertragung)
K 6 **Ödipaler Konflikt**	Stabilisierung einer konflikthaft-unsicheren sexuellen Identität durch die forcierte Herausstellung der eigenen Männlichkeit/Weiblichkeit oder aber durch regressive Verschleierung der eigenen Männlichkeit/Weiblichkeit; Leitaffekt: Schüchternheit/Angst oder Sexualisierung, Dramatisierung, auch Rivalität
K 7 **Identitätskonflikt**	Identitätsdissonanz auf dem Hintergrund konfligierender innerer Werte- oder Normensysteme; kompensatorische Identitäts-An- und -übernahme oder passive Hinnahme des Identitätsmangels

2.4 Struktur

Die Gesamteinschätzung der Struktur ist in **Tabelle 2-3** dargestellt. Diese erfolgt mit den Stufen «gut integriert», «mäßig integriert», «gering integriert» und «desintegriert». Die Festlegung des Gesamtstrukturniveaus ist bei der Antragstellung von eminenter Bedeutung, weil diese anzeigt, ob bei dem jeweiligen Patienten ein konflikthaftes oder strukturelles Geschehen im Vordergrund steht.

Tabelle 2-3: Achse IV: Strukturelle Integrationsniveaus

gut integriert	Relativ autonomes Selbst; strukturierter psychischer Binnenraum, in dem sich intrapsychische Konflikte abspielen können; Fähigkeit zur Selbstreflexion und realitätsgerechter Wahrnehmung des anderen; Fähigkeit zur Selbststeuerung, Empathiefähigkeit; ausreichend gute innere Objekte; zentrale Angst: Die Zuneigung des Objekts verlieren.
mäßig integriert	Intrapsychische Konflikte sind destruktiver; selbstentwertende und autodestruktive Tendenzen; Schwierigkeit, Selbstbild und Identität zu gewinnen; Übersteuerung und Impulsdurchbrüche; eingeschränkte Selbstwertregulation; Objektbilder sind auf wenige Muster eingeengt; wenig Empathiefähigkeit, dyadische Beziehungen sind vorherrschend; zentrale Angst: Das wichtige Objekt verlieren.
gering integriert	Wenig entwickelter psychischer Binnenraum; geringe Differenzierung psychischer Substrukturen; Konflikte sind eher interpersonell statt intrapsychisch; große Kränkbarkeit; Abwehr: Spaltung, Idealisierung, Entwertung; fehlende Empathie und eingeschränkte Kommunikationsfähigkeit; innere Objekte sind vorwiegend verfolgend und strafend; zentrale Angst: Zerstörung des Selbst durch den Verlust des guten Objektes oder durch das böse Objekt.
desintegriert	≠ desorganisiert. Fehlende Kohärenz des Selbst und überflutende Emotionalität wird durch Abwehrformen i. S. postpsychotischer, posttraumatischer, perverser Organisationsformen überdeckt. Selbst- und Objektbilder erscheinen konfundiert. Empathische Objektwahrnehmung so gut wie unmöglich. Verantwortung für eigenes impulsives Verhalten wird nicht erlebt (die Dinge geschehen einfach). Gegenübertragung geprägt durch die Erfahrung des Unverständlichen oder unheimlich Bedrohlichen.

Tabelle 2-4 enthält die Darstellung der Achse IV «Struktur» in ihrer inhaltlich differenziertesten Form mit der Unterscheidung von 24 Einzelaspekten. In der Standardanwendung der OPD sind jeweils 3 dieser Aspekte in einer Skala zusammengefasst und ebenso wie die Einschätzung des Gesamtstrukturniveaus auf den vier bzw. sieben Stufen einer Skala von «gut integriert», «mäßig integriert», «gering integriert» und «desintegriert» einzuschätzen. In der vorliegenden Tabelle werden die Strukturaspekte kurz so charakterisiert, dass stichwortartig beschrieben wird, wie sie sich im Falle eines besseren bzw. schlechteren Niveaus der Struktur darstellen. Die Darstellungsform von 24 Einzelaspekten wird gewählt, weil dieser Grad der Differenzierung für die klinische Verwendung ausreichend konkret ist und sich damit für die Bestimmung therapeutischer Foki anbietet.

Tabelle 2-4: Achse IV «Struktur-Einzelaspekte»: Form der Beziehungsgestaltung

Wahrnehmung	
Selbstwahrnehmung	
ST 1.1 **Selbstreflexion**	Fähigkeit, sich selbst überhaupt zum Gegenstand der Wahrnehmung machen zu können und daraus Nutzen zu ziehen, vs. Unfähigkeit über sich nachzudenken oder Haften am Konkreten
ST 1.2 **Affekt-differenzierung**	Fähigkeit, Affekte bei sich wahrzunehmen und zu differenzieren (ihre Bedeutung zu «lesen»), vs. Affektvermeidung oder Dominanz negativer Affekte vs. innere Affektleere, generelle Affektvermeidung oder undifferenzierte Globalaffekte
ST 1.3 **Identität**	Fähigkeit, ein Selbstbild über die Zeit und verschiedene Situationen hinweg stabil und kohärent zu halten, vs. instabile Identität oder wechselnde Identitätszustände
Objektwahrnehmung	
ST 1.4 **Selbst-Objekt-Differenzierung**	Fähigkeit, Innen und Außen zu unterscheiden; die Quelle bestimmter Intentionen (Affekte, Impulse, Gedanken) zutreffend im Selbst oder den Objekten zu verorten, vs. Vermischung oder Verwechselung von Innen und Außen

Objektwahrnehmung	
ST 1.5 Ganzheitliche Objektwahrnehmung	Fähigkeit, die Objekte mit ihren guten und schwierigen Seiten wahrnehmen zu können («schattiert»), vs. wunsch-/befürchtungsgeleitet einseitige Wahrnehmung anderer vs. nur-gute und nur-schlechte oder verzerrt einseitige Objektwahrnehmungen
ST 1.6 Realistische Objektwahrnehmung	Fähigkeit, die äußere Situation und die inneren Intentionen anderer grundsätzlich (d. h. mit Abstand) wahrzunehmen, vs. unrealistische Wahrnehmung anderer aufgrund von Projektionen/Befürchtungen
Steuerung	
Selbstregulierung	
ST 2.1 Impulssteuerung	Fähigkeit, die eigenen Impulse zu steuern und zu integrieren, vs. Übersteuerung vs. Untersteuerung (Impulsdurchbrüche)
ST 2.2 Affekttoleranz	Fähigkeit, eigene Affekte zuzulassen, auszuhalten und zu verarbeiten vs. Affektintoleranz in Form von Affektüberflutung (Katastrophisieren) oder rigider Affektkontrolle vs. unerträgliche Affekte, die impulsives Handeln auslösen
ST 2.3 Selbstwertregulierung	Fähigkeit, den Selbstwert nach Infragestellungen wiederzugewinnen, vs. übermäßige Kränkbarkeit und ausgeprägte Selbstwertschwankungen vs. ausgeprägte Fragilität und Bedrohung des Selbst im Falle von Kränkungen
Regulierung des Objektbezugs	
ST 2.4 Beziehungen schützen	Fähigkeit, störende innere Impulse grundsätzlich in sich selbst zu verarbeiten, vs. kontrollierende Rücknahme von Impulsen vs. Ausagieren innerer Spannungen auf der Interpersonellen Bühne (interpersonelle Abwehr)
ST 2.5 Interessenausgleich	Fähigkeit, die eigenen Interessen geltend zu machen und die anderer gleichzeitig zu berücksichtigen, vs. einseitige Betonung einer Seite vs. Bedrohtheit durch fremde Interessen oder Ausblendung fremder Interessen
ST 2.6 Antizipation	Fähigkeit, die Reaktionen anderer auf das eigene Verhalten handlungssteuernd zu antizipieren, vs. übertrieben negative Vorstellungen von diesen Reaktionen vs. Unfähigkeit zur Antizipation

Emotionale Kommunikation	
Nach innen	
ST 3.1 **Affekte erleben**	Fähigkeit, Affekte zuzulassen und sich dadurch lebendig zu fühlen, vs. eingeschränktes Affekterleben vs. Überwiegen mächtiger negativer Affekte (Panik, Wut, Ekel, Verachtung)
ST 3.2 **Fantasien nutzen**	Fähigkeit, Fantasien und Träume zuzulassen und sich damit zu bereichern, vs. eingeschränkte Fantasietätigkeit vs. negative Fantasien, die rasch zur bedrohlichen Gewissheit werden
ST 3.3 **Körperselbst**	Lebendiges Körpererleben vs. ich-dystone Körperbeschreibungen vs. bedrohliches, fragmentiertes, eingefrorenes Körpererleben
Nach außen	
ST 3.4 **Kontaktaufnahme**	Fähigkeit zur lebendigen Kontaktaufnahme vs. unpersönliche vs. emotional vermeidende oder übergriffig/distanzlose Kontaktgestaltung
ST 3.5 **Affektmitteilung**	Fähigkeit zu einer lebendigen, reziproken Kommunikation vs. schwierige Kommunikationsgestaltung, bei der das Gegenüber stark mitregulieren muss, vs. fehlende Verbindung, sodass beim Gegenüber Gefühle von Verwirrung, Unbeteiligtsein, Leere, Distanz, «Als-Ob» entstehen
ST 3.6 **Empathie**	Fähigkeit, sich in die innere Erlebenswelt anderer einzufühlen und sich vorübergehend damit zu identifizieren, vs. eingeschränktes Mitgefühl und Verständnis für andere vs. fehlende Empathie
Bindung	
Bindung an innere Objekte	
ST 4.1 **Internalisierung**	Fähigkeit, emotional stabile innere Bilder von wichtigen Personen aufrechtzuerhalten, vs. Instabilität dieser Bilder durch starke Verlustängste vs. paranoid-bedrohliche Objektvorstellungen

Bindung an innere Objekte	
ST 4.2 **Introjekte nutzen**	Fähigkeit, für sich zu sorgen, sich Mut zu machen oder sich zu beruhigen, vs. kritisierende/antreibende/fordernde vs. maligne, schädigende oder fehlende gute innere Objekte
ST 4.3 **Variable Bindungen**	Fähigkeit, qualitativ unterschiedliche Beziehungen zu verschiedenen Objekten zu tolerieren, vs. vor allem dyadische vs. austauschbare, funktionalisierte Bindungen
Bindung an äußere Objekte	
ST 4.4 **Bindungsfähigkeit**	Fähigkeit, andere bedeutsam werden zu lassen (ohne übermäßige Objektabhängigkeit), vs. überhöhte emotionale Bedeutung des Gegenübers (Abhängigkeit) vs. fehlender Objektbedeutung oder Bedeutsamkeit nur bei Realpräsenz
ST 4.5 **Hilfe annehmen**	Fähigkeit, andere als gute Objekte in Anspruch zu nehmen, vs. diesbezügliche Schwierigkeit vs. ängstliche/misstrauische Zurückweisung von Hilfe
ST 4.6 **Bindung lösen**	Fähigkeit, Trennungen zu tolerieren und Besetzungen von Objekten abzuziehen, vs. Anklammern oder Übergehen von Trennungen vs. scheinbare Bedeutungslosigkeit von Verlusten oder Auslösung von Desorganisation bei Verlust

2.5 Abwehrmechanismen und Strukturniveau (Arbeitskreis OPD, 1996)

Im Berichts-Abschnitt 4 zum «psychischen Befund zum Zeitpunkt der Antragstellung» werden Angaben zu den bevorzugten Abwehrmechanismen des Patienten erwartet. Traditionell kommt den Abwehrmechanismen in der psychodynamischen Theorienbildung und auch in der klinischen Praxis eine hohe Bedeutung zu.

Während in der OPD 1 die Abwehrmechanismen insbesondere mit ihrem Bezug zu Konflikt und Struktur ausgiebig erörtert wurden, findet man sie in der OPD-2 nach dem neueren Konzept des «defensive functioning» (Perry & Hoglend, 1998) geordnet im Anhang bei den ergänzenden Modulen. Diese schwerpunktmäßige Verschiebung hat mit der deutlich veränderten Achse IV (Struktur) in der OPD-2 zu tun. Dabei werden die strukturellen Dimensionen noch stärker an der Objektbeziehungstheorie konzeptualisiert und allesamt sowohl durch einen Aspekt des «Selbst» als auch durch einen Aspekt des «Objekts» beschrieben (also bspw. «Selbstregulation» vs. «Regulation des Objektbezugs»). Die Abwehrmechanismen lassen sich nun nicht eindeutig entweder einem Selbst- oder Objektaspekt zuordnen, sodass sie in dieser Betrachtung nicht explizit vorkommen.

Die ursprüngliche Konzeptualisierung der OPD-1, bei der die Abwehrmechanismen quasi «quer» über die Achsen Konflikt und Struktur gelegt wurden, ist allerdings für die Anforderungen des Berichts angemessener, sodass wir an dieser Stelle die Abwehrmechanismen in ihrem Bezug zu Konflikt und Struktur illustrieren werden (vgl. dazu auch OPD-I, Arbeitskreis OPD, 1996).

Mit den Abwehrmechanismen werden die einzelnen intra- und interpersonellen Regulationsfunktionen beschrieben; sie lassen sich idealtypisch verschiedenen Abwehrniveaus zuordnen, sodass sich eine Hierarchie von Abwehrstrukturen, von reifer Abwehr (gut integriertes Niveau) bis zu unreifer Abwehr (desintegriertes Niveau) definieren lässt (vgl. Vaillant 1971, 1976).

2.5.1 Niveau: Gute Integration

Die Abwehr richtet sich gegen innere Triebwünsche und Affekte. Die inneren Bilder des Patienten von sich selbst und Anderen (Selbst-bzw. Objektrepräsentanzen) werden nicht verändert und bleiben stabil. Die Abwehr führt dazu, dass bestimmte und umschriebene konfliktbelastete Triebbefriedigungen eingeschränkt und verunmöglicht sind, aber dabei auch seelische Funktionen und kognitive Leistungen eingeschränkt werden. Die Abgrenzung von bzw. Bezogenheit auf andere Personen bleibt von der Abwehr im Wesentlichen unberührt. Die Abwehr ist stabil und dauerhaft verfügbar. Die Flexibilität der Abwehr ist in umschriebenen Konfliktsituationen eingeschränkt.

Typische Abwehrmechanismen: Verdrängung, Rationalisierung, Verschiebung.

Verdrängung: Der Patient ist unfähig, bestimmte Wünsche, Gedanken und Erfahrungen zu erinnern, sodass die kognitive Vorstellung außerhalb des Bewusstseins bleibt. Verdrängung manifestiert sich darin, dass bestimmte konflikthaltige Inhalte ausgeblendet, vergessen oder übersehen werden und sie auch nicht durch bewusstes Bemühen das Bewusstsein erreichen können. Der Gedanke kann später unfreiwillig wieder ins Bewusstsein treten, ohne dass die Person für sich den Zusammenhang bewusst herstellen kann.

Klinisches Beispiel

Der Patient vergisst ein peinliches Erlebnis, wobei erkennbar ein verbotener, erotischer Wunsch aus dem Bewusstsein ausblendet wird.

Rationalisierung: Im Zentrum der Abwehraktivität stehen zweckdienliche, Sicherheit verleihende, logisch und moralisch akzeptable Erklärungen und Rechtfertigungen für eigenes oder fremdes Verhalten.

Dem Untersucher stellt sich die Rationalisierung beim Patienten als «vorgeschobener Grund», nachträgliche Rechtfertigung oder Erklärung für ein bestimmtes Verhalten im Sinne eines «Scheinmotivs» bzw. als eine Art «Selbsttäuschungsversuch» über inakzeptable Verhaltens- oder Handlungshintergründe dar.

Klinisches Beispiel

Patient äußert, «wegen Gefahr der Überfüllung» den Briefkasten seiner Partnerin zu kontrollieren, während er offensichtlich unter seiner Eifersucht leidet.

Verschiebung: Die emotionale Bedeutung wird von einer Vorstellung bzw. einem Objekt gelöst und geht auf eine andere, ursprünglich weniger intensive Vorstellung/Objekt über, die aber mit dem ersten inhaltlich verbunden ist.

In seinen Äußerungen gibt der Patient dem zugrunde liegenden konflikthaften Impuls einen kompromisshaften Ausdruck, indem er sich einem für ihn akzeptableren Themenbereich zuwendet, der für den Untersucher erkennbare Verbindungen mit dem konflikthaften Thema ausdrückt.

Klinisches Beispiel

Der Patient spricht nicht von seinen Ängsten, mit seiner Ehefrau zu streiten, sondern von den Nachteilen von ärgerlichen Ausbrüchen im Straßenverkehr.

2.5.2 Niveau: Mäßige Integration

Die Abwehr richtet sich gegen innere Triebwünsche und Affekte, die inneren Bilder des Selbst und des Anderen (Selbst- bzw. Objektrepräsentanzen) bleiben stabil. Die Abwehr führt dazu, dass Triebbefriedigungen stärker eingeschränkt oder verunmöglicht sind. Da die Abwehr auf dieser Stufe auch auf die Gefahren gerichtet ist, die aus zu starken Objektabhängigkeiten resultieren, wirkt sich die Abwehr auf die Abgrenzung bzw. Bezogenheit zu anderen aus.

Die Abwehr ist einerseits zu stark, d. h. überschießend und hemmend ausgeprägt, andererseits kann sie in Krisen auch temporär versagen und auf Abwehrmechanismen wie Spaltung, Idealisierung und Entwertung der nächst unteren Stufe (schlecht integriertes Niveau) zurückgehen.

Das Abwehrmuster ist in seiner Flexibilität stark eingeschränkt und kann situativ nicht variiert werden. Der hemmende Charakter reicht oft nicht mehr aus, daher kommt es teilweise zu umschriebenen Durchbrüchen von zugrunde liegenden Impulsen.

Typische Abwehrmechanismen: Verleugnung. Wendung gegen die eigene Person, Reaktionsbildung, Isolierung, Projektion.

Verleugnung: Bestimmte Aspekte der externen Realität bzw. des eigenen Erlebens bzw. der eigenen Körperlichkeit werden gegenüber sich selbst oder anderen nicht anerkannt, auch wenn diese Aspekte für andere offensichtlich sind.

Dem Untersucher fällt auf, dass der Patient bestimmte Bereiche der Anerkennung seines eigenen Erlebens, seiner Vorstellungen über sich und andere und dazugehörige gefühlsmäßige Bedeutungen vermeidet, spontan oder auf Nachfragen auch verneint und dabei versucht, sich von bestimmten konflikthaften Themen fernzuhalten. Gegenüber Gefahren in der Realität verhält er sich zeitweise, wider besseres Wissen und Wahrnehmung, als wären sie nicht existent.

Klinisches Beispiel

Eine Patientin, die offenkundig unter einer Trennung leidet, betont vehement, keineswegs schmerzliche Gefühle darüber zu empfinden; im weiteren Gespräch spart sie diese zentrale Thematik völlig aus.

Wendung gegen die eigene Person: Ein Impuls oder eine Vorstellung, oft mit aggressiven Inhalten, wird nicht auf einen anderen gerichtet, sondern auf sich selbst zurückgewendet; handelt es sich um aggressive Impulse, resultiert daraus ein Angriff gegen sich selbst (Selbstherabsetzung, Autoaggressivität etc.).

Ängstigende aggressive Impulse oder Vorstellungen finden keine Äußerung in Worten oder Handlungen des Patienten, sondern manifestieren sich in depressiven Verstimmungen, Selbstentwertungen bis zum Selbsthass oder in autodestruktiven Impulsen (und Handlungen).

Klinisches Beispiel

Der in Auseinandersetzung mit seinem Vorgesetzten befindliche Patient berichtet äußerlich ruhig, aber unter erkennbarer Anspannung, selbst immer wieder an seinen Leistungen und Fähigkeiten zu zweifeln wie der Chef; er könne nichts Gutes an sich finden und habe sich kürzlich bei einem vermeidbaren Arbeitsunfall verletzt.

Reaktionsbildung: Wenn der Patient aufgrund von Schuldgefühlen eigene Impulse oder Affekte nicht zum Ausdruck zu bringen vermag, können diese durch entgegengesetzte Gedanken und Gefühle ersetzt werden.

Ein eigenes Bedürfnis wird zugunsten sozial akzeptabler Verhaltensweisen unterdrückt, was den Charakter einer Unterwerfung haben kann.

Klinisches Beispiel

Eine Patientin beschreibt zunächst einen sie kränkenden und schmerzlichen Abgrenzungskonflikt mit ihrer jüngeren Schwester. Daran anschließend betont sie die Hilflosigkeit und Schutzbedürftigkeit der ansonsten selbstständig lebenden Schwester mit besonderer Besorgnis für deren Wohlergehen, wobei sie sich aber als ihr «moralisch» überlegen darstellt.

Isolierung: Kognitive und affektive Bestandteile eines Ereignisses werden nicht gleichzeitig bewusst erlebt; die emotionale Komponente wird von der Vorstellung abgetrennt und vom Bewusstsein ferngehalten. Die Gedanken erscheinen ohne den ihrem Inhalt angemessenen Affekt, die motivationalen Kräfte für Gedanken und Handlungen scheinen zu fehlen. Der Patient entkoppelt die Verbindung seiner Gedanken und Gefühle im Rahmen eines konflikthaften Erlebnisses, er beschäftigt sich vorwiegend mit der kognitiven, rationalen Verarbeitung des Problems und kann nur zeitlich versetzt oder situativ auch den emotionalen Gehalt empfinden und benennen.

Klinisches Beispiel

Der Patient berichtet ohne erkennbare affektive Beteiligung, dass ihn seine Ehefrau kürzlich verlassen habe. Er überlege nun, wie er den Mietvertrag der gemeinsamen Wohnung beibehalten könne. Erst später im Gespräch berichtet er über ihm selbst unerklärliche Weinanfälle.

Projektion: Gefühle und Wünsche werden nicht in der eigenen Person gesehen und anerkannt, sondern aus dem Selbsterleben ausgeschlossen und einem anderen zugeschrieben.

Der Patienten kann inakzeptable Gedanken / Gefühle / Wünsche / Impulse nicht als zu sich selbst gehörig erleben, sondern weist sie weit von sich, ebenso wie er sie empört bei anderen wiedererkennt; von diesen fühlt er sich dann auffällig stark beeinträchtigt.

Klinisches Beispiel

In den Schilderungen einer Patientin fallen dem Untersucher überzogen erscheinende Entwertungen im Rahmen eines belastenden Dauerkonflikts mit einem Nachbarn auf, dem sie moralische Fehler und offen aggressive Akte unterstellt. Sie selbst kenne weder diese «Laster» noch diese Wut bei sich.

2.5.3 Niveau: Geringe Integration

Auf dieser Stufe reicht die Abwehr gegen innere Triebwünsche und Affekte nicht aus; kennzeichnend ist hier die Veränderung, d.h. verzerrte, überhöhte oder entwertete Ausformung der inneren Bilder des

Selbst und/oder des Andern (Selbst- bzw. Objektrepräsentanzen) durch die Abwehrmechanismen. Die Abwehr wird, wie auf der nächst tieferen Stufe (desintegriertes Niveau) interpersonal, ist aber zumeist auf wenige Personen beschränkt und wird nicht generalisiert wie auf der nächst tieferen Stufe.

Die Abwehr kann auch auf diesem Niveau stabil sein. Die Flexibilität der Abwehr ist stark herabgesetzt.

Typische Abwehrmechanismen: Der kennzeichnende Abwehrvorgang dieser Stufe ist die Spaltung der Selbst- und Objektimagines; neben der Spaltung bestehen auch andere Abwehrmechanismen: die Projektive Identifikation und die Idealisierung bzw. Entwertung äußerer Objekte.

Spaltung: Das Selbst und äußere Objekte werden nicht ambivalent mit guten und schlechten Merkmalen erlebt, sondern einseitig als «nur gute» oder «nur böse», wobei die Zuordnung zum «gut/böse-Schema» von Person zu Person hin und her wechseln kann und auch bei der gleichen Person zeitlich rasch wechseln kann. Meist sind nur ein oder zwei Personen, zu denen affektive Beziehungen bestehen, einbezogen, zu andern kann eine realistische und/oder wenig affektive Beziehung bestehen.

Widersprüchliche, in Bezug auf dieselbe Person geäußerte Gefühle (wie Idealisierung und Entwertung) stehen unverbunden nebeneinander, das Wissen um diese Widersprüchlichkeit löst nicht die zugehörigen Affekte bzw. eine Konfliktspannung aus und führt nicht zu einer Korrektur der völligen Umkehrung aller bisher geäußerten Gefühle oder Vorstellungen.

Klinisches Beispiel

Die Patientin in Kapitel 3 schildert ihre Mutter als nur negativ ihre Freundin hingegen als nur positiv.

Projektive Identifikation: Das Subjekt erlebt abgespaltene Selbstanteile beim andern wieder; anders als bei der Projektion kann damit jedoch keine Distanz vom andern geschaffen werden. Vielmehr wirkt der andere, der die – bedrohlichen – Selbstanteile enthält, seinerseits in der

Interaktion so manipuliert, dass er bedrohlich reagiert. Er muss daher ständig überwacht, kontrolliert etc. werden. In dieser Bedrohlichkeit rechtfertigt er gegen ihn gerichtete Aggressivität. Projektive Identifikation entspricht einer primitiven Form der Projektion bei unvollständiger Selbst-Objekt-Differenzierung. Sie besteht meist zu einer Person, zu der eine affektive Beziehung besteht.

Klinisches Beispiel

Die Patientin ist wütend und wirft dem Therapeuten ständig vor, er interessiere sich nicht für sie, sei gleichgültig und zugleich unfähig. Der Therapeut spürt in seiner Gegenübertragung eine heftige Wut und Ablehnung der Patientin gegenüber. Die Patientin will ihn unbewusst offensichtlich dazu bringen, die Behandlung abzubrechen. Vorwürfe und Angriffe der Patientin hindern sie nicht daran, zuverlässig zur Therapiestunde zu kommen und auf jede Regung und Bemerkung des Therapeuten zu achten.

2.5.4 Niveau: Desintegration

Auf dieser Stufe werden dieselben primitiven Abwehrmechanismen wie auf der vorherigen Stufe wirksam. Die Abwehr erfolgt um den Preis einer noch weitergehenden Einschränkung der Realitätsprüfung und einer Generalisierung affektiver positiver oder negativer Bewertungen. Die Abwehr kann auch auf diesem Niveau stabil sein, das heißt das psychische Gleichgewicht kann auf einem regressiven Niveau längerfristig aufrechterhalten werden. Die Flexibilität der Abwehr ist jedoch weitgehend aufgehoben.

Typische Abwehrmechanismen: Die typischen Abwehrmechanismen sind wie auf der vorherigen Stufe Spaltung, Verleugnung und projektive Identifikation. Letztere kann verbunden sein mit hochgradiger Idealisierung oder starker Entwertung. Diese Abwehrmechanismen werden als Psychose-nah verstanden.

Spaltung (Psychose-nah): Im Unterschied zum gering integrierten Niveau, auf dem eine Spaltung in «nur gute» und «nur böse» Selbst- und Objektrepräsentanzen erfolgt, ist die psychose-nahe Spaltung infolge des ausgeprägten Realitätsverlustes weitreichender und generalisierter.

Auf diesem Strukturniveau werden z. B. ganze Erlebnisbereiche abgespalten wie die Sexualität (Selbstrepräsentanz) und ihnen die affektive Besetzung entzogen oder sie werden «verteufelt». Weiterhin können Wahninhalte über Personen und Personengruppen (Objektrepräsentanzen) ausgestanzt neben realistischen Ich-Anteilen stehen. Auf diese Weise werden unvereinbare Persönlichkeitsanteile auseinander gehalten, sodass diese Psychose-nahe Spaltung auch einen stabilisierenden Abwehrcharakter haben kann.

Verleugnung: Die Verleugnung auf dem desintegrierten Niveau ist dadurch gekennzeichnet, dass offenkundige Aspekte der Realität nicht wahrgenommen werden (z. B. soziale Realitäten verschiedenster Art, wie die partnerschaftliche, familiäre, berufliche und finanzielle Situation sowie auch die eigene Körperlichkeit.

Projektive Identifikation (Psychose-nah): Bei der Psychose-nahen projektiven Identifikation werden eigene Impulse in wahnhafter Weise nach außen verlagert und anderen Personen und Personengruppen zugeschrieben. Diese Zuschreibung ist unverrückbar und wird als realitätsgerecht angesehen. Die Bedrohung durch die anderen wird als so groß erlebt, dass sie vermieden oder auch bekämpft werden. Meist handelt es sich um aggressive Impulse, die projiziert werden, es können jedoch auch sexuelle Tendenzen projiziert werden und als von außen kommend und von außen verursacht erlebt werden. Die eigenen Motive können in dieser wahnhaft verzerrten Wahrnehmung nicht erkannt werden.

Klinisches Beispiel

Der Patient vertraut dem Untersucher im Erstgespräch – möglicherweise erstmals einem andern Menschen gegenüber – viele persönliche Erfahrungen an. Als er am Ende des Gespräches einen zweiten Termin erhält, springt er erregt auf. Er wisse, dass der Untersucher mit der Polizei kooperiere, dass ein verdecktes Verhör stattgefunden habe, dass Wanzen installiert worden seien. Der Untersucher spricht die Kränkung an, die der Patient durch die Beendigung des Gespräches massiv empfunden haben muss. Der Patient kann diese Deutung nicht aufgreifen und sieht die eigene Erregung als adäquate Empörung in einer kriminellen Situation

3. Von der Diagnostik zum OPD-Befund

Das analytische Erstinterview und die biografische tiefenpsychologische Anamnese mit der Beschreibung des psychischen Befundes und der Psychodynamik des Konfliktes oder der persönlichkeitsstrukturellen Störung sind wesentliche Bestandteile der psychodynamischen Diagnostik. Unterschiedliche Modelle sind dazu entwickelt worden, die alle auf der Psychoanalyse gründen (vgl. Janssen, 1994; Janssen/Schneider, 2009). Da der psychodynamische Befund auch Ausgangspunkt differenzieller psychodynamisch-psychotherapeutischer Behandlungsstrategien und Interventionen bei psychischen und psychosomatischen Störungen ist, ist sie von besonderer Bedeutung für die Antragstellung zur Richtlinienpsychotherapie bei den psychodynamischen Verfahren.

Zur Erfassung des OPD-Befundes wurde eine neue Form des psychodynamisch-diagnostischen Interviews konzipiert, das die Achsen

- Krankheitserleben und Behandlungsvoraussetzungen
- Beziehung
- Konflikt
- Struktur

besser abbildet. Das Interview zur Operationalisierten Psychodynamischen Diagnostik verwendet die offene Gesprächsführung, wie es im psychoanalytischen Interview üblich ist, ebenso wie die strukturierende und fragende Untersuchungstechnik der biografischen tiefenpsychologischen Anamnese.

Jeder psychodynamische Psychotherapeut geht von beobachtbarem, konkretem und szenischem Verhalten wie von verbalen Mitteilungen des Patienten über Gegenwart und Vergangenheit aus und kommt auf der Basis psychoanalytischer Konzepte zu einer psychodynamischen Diagnose, die immer auch von der personalen Subjektivität des Psychotherapeuten Gebrauch macht. Dieser Grundsatz wird zwar im OPD-Interview aufrechterhalten, aber der Interviewer orientiert sich bei der Einschätzung der Psychodynamik an den Kriterien und Dimensionen der vier Achsen. Für die Erhebung von Struktur-, Konflikt- und Beziehungsvariablen, aber auch von Krankheitserleben und Behandlungsvoraussetzungen ist von der OPD-Arbeitsgruppe eine Interviewführung entwickelt worden, die neben der Gewinnung von Basisinformationen zu den einzelnen Achsen auch der Entwicklung der Übertragungsprozesse, des Abwehrverhaltens, der Erfassung biografischer Daten und der psychogenetischen Entwicklung Raum lässt. Damit weicht das OPD-Interview von der Praxis explorativer Diagnostik ab und steht modifiziert in der Reihe der psychoanalytisch-diagnostischen bzw. psychodynamischen Verfahren, wie sie von Dührssen (1958), Balint & Balint (1961), Rudolf (1981), Eckstaedt (1991), Janssen (1994), Kernberg (1981), Luborsky & Kächele (1988) u.a. vorgeschlagen und praktiziert wurden. Der jeweilige OPD-Interviewer wird für sich entscheiden, wie viel strukturierende, fokussierende, explorative Interventionen er für erforderlich hält und wie viel frei assoziative er im Rahmen der Erfassung der OPD-Kriterien toleriert.

Die Durchführung des OPD-Interviews ist auch abhängig von den jeweiligen klinischen Rahmenbedingungen und diagnostischen Zielen. Bezüglich der Rahmenbedingungen wird das Erstinterview sicher in der Praxis anders verlaufen als in der Klinik, wo es häufig zur Abklärung von Indikationsstellung und Therapievermittlung herangezogen wird. Wiederum anders wird es im Konsiliardienst sein. Das in zahlreichen Untersuchungen überprüfte OPD-Interview ist so variabel, dass es den verschiedenen Zielsetzungen und Rahmenbedingungen gerecht werden kann. Für die psychoanalytisch begründete Richtlinienpsychotherapie ist das OPD-Interview so zu führen, dass die erhobenen Daten zum Konflikt, zur Struktur, zur Beziehung wie auch zur Behandlungsmotivation für die Antragstellung genutzt werden können.

3.1 Grundsätze psychodynamischer Diagnostik, die auch für die OPD-Diagnostik gelten

Im Verlauf eines diagnostischen Interviews kommen im Allgemeinen verschiedene Aspekte der Störung zum Tragen. In der Regel beginnt der Patient mit der *Beschwerdeschilderung* und der Therapeut wird einen ersten Eindruck von der Symptomatik erhalten. Die Symptomexploration sollte zumindest die in **Tabelle 3-1** aufgeführten Diagnosekriterien gemäß ICD-10 erfassen.

Tabelle 3-1: Eingangsschlüssel zur Diagnostik psychischer Störungen nach ICD-10 (nach Dittman et al., 1992)

ICD-10 Abschnitt	zu überprüfende Kernsymptome
F0	• nachweisbare organische Ursachen der psychischen Störung oder • Beeinträchtigung von Gedächtnis und Denkvermögen • Bewusstseinsstörung
F1	• Einfluss psychotroper Substanzen
F2	• Wahn, Halluzinationen, Ichstörungen, Denkstörungen oder • katatone Symptome oder • inadäquater, verflachter Affekt oder • schwere Verhaltensstörung
F3	• Störungen von Affektivität und Antrieb
F4	• Angst, Phobie, Zwang oder • dissoziative (Konversions-) Symptome oder • Reaktion auf Belastung, Fehlanpassung oder • somatoforme Symptome oder • Depersonalisation/Derealisation
F5	• Ess- oder Schlafstörung oder • sexuelle Funktionsstörung oder • psychosomatische Störung
F6	• deutlich anhaltende Störung von Einstellung und Verhalten mit negativen sozialen oder persönlichen Konsequenzen oder • selbst- oder fremdschädigende impulsive Handlungen oder • Störungen von Geschlechtsidentität oder Sexualpräferenz
F7	• Intelligenzminderung

Im Verlauf der Begegnung im Interview sollte die Symptomerfassung zugunsten einer offenen, weniger vorgebenden Haltung verändert werden, um dem Patienten zu ermöglichen, unbewusste spezielle Beziehungsmuster zum Therapeuten zu entwickeln und szenische Informationen mitzuteilen, die wichtige Hinweise auf die zugrunde liegenden Konflikte und/oder Strukturstörungen geben können.

In dem beziehungsfördernden Interview sollte die Erfassung der Szenen wie die Ermittlung der Biografie, soweit es für die Antragstellung erforderlich ist, verbunden werden. Das szenische Verstehen (vgl. Argelander, 1970; Jacobs, 1986; Klüwer, 1983; Lorenzer, 1970), erfasst die Übertragungen und Gegenübertragungen in der Beziehungsgestaltung zwischen Patient und Therapeut. Das szenische Verstehen des Therapeuten orientiert sich auch an beobachtbare Widersprüche in den Schilderungen und im Verhalten des Patienten. Neben den Fragen nach biografischen Daten und den Beziehungen in Gegenwart und Vergangenheit ist die Erfassung der Szene die Grundlage von psychodynamischen Hypothesen.

Als Zeitstruktur für das OPD-Interview sind in der Regel 1–1½ Stunden vorgesehen. Es können auch mehrere Interviews (2 bis 5 Sitzungen à 50 Minuten) erforderlich werden, um die Beziehungsdynamik, Konflikt und Struktur zu erfassen. Letzteres entspricht am ehesten den probatorischen Sitzungen in der Richtlinienpsychotherapie, die in der tiefenpsychologisch fundierten Psychotherapie 2 bis 5 Sitzungen und in der analytischen Psychotherapie 2 bis 8 Sitzungen betragen. Die probatorischen Sitzungen werden als diagnostische Phase verstanden, in deren Verlauf auch der Therapieplan entwickelt werden kann, der im Bericht zum Antrag ausgeführt wird.

3.2 Die Phasen des OPD-Interviews

Die prototypische Strukturierung eines OPD-Interviews enthält fünf Phasen (vgl. OPD-I, Arbeitskreis OPD, 1996; Arbeitskreis OPD, 2006; Janssen et al., 1996; Schauenburg et al., 1998; Dahlbender et al., 2004).

1. Phase: Die Eröffnung des Gespräches
2. Phase: Ermittlung von Beziehungserfahrungen und Beziehungsepisoden
3. Phase: Ermittlung von Selbsterleben und der erlebten wie faktischen Gegenwart und Vergangenheit
4. Phase: Ermittlung des Objekterlebens und der erlebten wie faktischen Lebensgestaltung in Gegenwart und Vergangenheit
5. Phase: Psychotherapiemotivation, Behandlungsvoraussetzung, Einsichtsfähigkeit und Beendigung des Interviews

Diese Phaseneinteilung ist natürlich ein idealtypisches Konstrukt. In den Interviews kann sie variieren, z. B. kann die Objektschilderung der Selbstschilderung vorausgehen oder Beziehungsepisoden und Beziehungserfahrungen können während des gesamten Interviews erhoben werden. Des Weiteren ist für das Interview zu bedenken, dass sich nicht während jedes Erstgesprächs alle Aspekte der OPD beantworten lassen. Erstgespräche haben in der Regel Schwerpunkte, die vom Patienten aber auch von der Wahrnehmungseinstellung des Therapeuten abhängig sind. So gibt es Interviews, in denen insbesondere die Strukturstörung im Vordergrund steht, und es gibt Interviews, in denen Beziehungsepisoden und Konflikte im Vordergrund stehen. Aus Sicht der OPD haben Strukturstörungen im Vergleich zu Konfliktstörungen in Bezug sowohl auf die Diagnose als auch die Therapieplanung das größere Gewicht, sodass bei Hinweisen auf strukturelle Einschränkungen angeraten wird, diese vorrangig zu explorieren. In Abwägung der verschiedenen Störungsanteile kann nach Abschluss der Untersuchung beurteilt werden, welche Bedeutung Strukturprobleme und unbewusste Konflikte für die jeweilige Störung haben.

3.2.1 Phase 1: Die Eröffnung des Gespräches

In der Eröffnung sind dem Patienten das Ziel des Gesprächs und der Zeitrahmen mitzuteilen:

> «Für dieses Gespräch haben wir eine knappe Stunde Zeit. Ziel des Gesprachs ist es, mit Ihnen ein Verständnis Ihrer Beschwerden herauszuarbeiten.»

Nach dieser Intervention beginnt der Patient in der Regel mit der Schilderung seiner Beschwerden. Der Therapeut sollte nur vorsichtig nachfragen, ob er die Symptome des Patienten richtig verstanden hat. Er kann die Kernsymptome für sich nach den Kriterien der ICD-10 ordnen (**Tabelle 3-1**).

Er wird in dieser Phase auch der Schweregrad der psychischen und somatischen Erkrankung wie auch die Dauer der Erkrankung und weitere Aspekte der Krankheitsverarbeitung und Behandlungserwartung wie auch der Psychotherapiemotivation erfahren (OPD-Achse 1, vgl. Tabelle 2-1, S. 18).

Von Anfang an wird der Untersucher auch die szenische Darstellung des Patienten im Auge haben, wie er die Beschwerden schildert, wie er den Umgang mit seiner Krankheit darstellt, welche Bezugspersonen er einbezieht. Ein besonderes Augenmerk ist auf die sog. *auslösende Situation* zu richten, das heißt, die Situationen, in denen die lebensbestimmenden Konflikte ausgelöst werden, wie z. B. Konflikte in einer Partnerbeziehung oder Arbeitsunfähigkeit (siehe auch Kap. 4.1). Besondere Beachtung soll der Therapeut auch auf den Beginn der Symptomatik richten, die in Zusammenhang mit den sog. Schwellensituationen, wie Weggang aus dem Elternhaus, Aufnahme einer Berufsausbildung, Aufstieg in eine Führungsposition, Gründung einer Familie, Ruhestand u. a. in Verbindung stehen. Solche Situationen bieten nicht selten den Anlass für die Aktualisierung der bereitliegenden unbewussten Konflikte, können aber die strukturellen Möglichkeiten des Patienten übersteigen und dadurch seine diesbezüglichen Einschränkungen offenkundig machen. Für die spätere differenzielle Indikationsstellung zur Psychotherapie ist weiter von Bedeutung, inwieweit der Patient Leidensdruck, Einsichtsfähigkeit in psychodynamische Zusammenhänge zeigt und für welche Behandlungsform er motiviert ist (OPD-Achse 1). Darüber hinaus sind auch die persönlichen und sozialen Ressourcen zu eruieren. Bedeutsam können auch bisherige Behandlungsversuche sein, z. B. psychotherapeutische oder somatische. Diese sind Merkmale, die in der Achse I «Krankheitserleben und Behandlungsvoraussetzungen» erfasst werden.

Zusammenfassend lassen sich folgende Aspekte der Eröffnungsphase beschreiben:

- spontan angegebene Symptome und Syndrome
- auslösende Situation
- Krankheitsverhalten
- Vorbehandlungen
- szenische Entwicklung im Interview
- Lebenssituation zum Zeitpunkt der Kontaktaufnahme
- eigenes Krankheitsverständnis
- Aussehen und Auftreten des Patienten.

3.2.2 Phase 2: Ermittlung von Beziehungserfahrungen und Beziehungsepisoden

Im Laufe der Beschwerdeschilderung und des Krankheitsverlaufes (Phase 1) kann der Patient Bezugspersonen nennen oder auch signifikante andere häufiger erwähnen. Dies ermöglicht dem Psychotherapeuten, einen Einstieg in die Beziehungserfahrungen des Patienten mit anderen zu finden. Der Therapeut kann explorieren, wie der Patient Beziehungen erlebt und welche Bedeutung er diesen Beziehungen gibt. Sowohl Konfliktneigungen als auch strukturelle Voraussetzungen sind für die Form und den Inhalt der dysfunktionalen Beziehungsmuster konstituierend, sodass von ihnen auf die intrapsychischen Konflikte und strukturellen Merkmale eines Patienten geschlossen werden kann. Die Beziehungsdiagnostik im Rahmen der OPD greift einige Aspekte dieses komplexen Geschehens an der Schnittstelle der intrapsychischen und interpersonellen Ebene auf. Sie stützt sich dabei überwiegend auf beobachtbares und beschreibbares Beziehungsverhalten. Die einleitende, strukturierende Intervention dazu kann folgendermaßen lauten:

> «Sie haben eben Ihre Ehefrau (Ihren Ehemann) erwähnt, können Sie mir etwas über die Beziehung zu Ihrer Ehefrau (Ihrem Ehemann) sagen?»

Als habituelles Beziehungsverhalten nach den Kriterien der OPD wird nur diejenige dysfunktionale interpersonelle Einstellung beschrieben, die bei einem Patienten nach außen hin als *dominant* und mehr oder weniger *durchgängig* erscheint. Für die Beschreibung können die Items der Beziehungsachse zugrunde gelegt werden (vgl. Arbeitskreis OPD, 2014, S. 194, oder Abbildung 2-1 auf Seite 20).

Aus dem Beziehungsverhalten des Patienten, aus seinen Erzählungen von Beziehungsepisoden mit anderen, die häufig in erinnerten und erzählten Alltagsepisoden sichtbar werden, lässt sich das dysfunktionale interpersonelle habituelle Beziehungsmuster entnehmen. Ist der Patient nicht in der Lage, diese Beziehungsepisoden zu beschreiben, ist es Aufgabe des Therapeuten, nach konkreten Situationen und nach Beispielen zu fragen. Die Frage nach der konkreten Beziehungssituation ist sehr wichtig, da Patienten dazu neigen, eine Überschau oder eine interpretative Zusammenfassung ihres Beziehungsverhaltens, z. B. zu Partnern, zu geben. Darum kann die Intervention wichtig werden:

> «Ich kann mir die Beziehung zu X noch nicht so recht vorstellen, vielleicht können Sie mir diese anhand von Beispielen deutlich machen?»

Der Therapeut sollte nicht nur an den aktuellen Beziehungssituationen interessiert sein, er kann auch frühere Beziehungssituationen, z. B. zu früheren Partnern, zu Eltern, zu Kollegen im Beruf usw. heranziehen und Beziehungsepisoden herausarbeiten um ein dysfunktionales interpersonelles Beziehungsmuster zu ermitteln. Bei eher konfliktbedingten Störungen stehen die Erwartungen, Wünsche und Befürchtungen innerhalb dieser Beziehungen im Vordergrund, aber auch die Reaktion des anderen auf die Erwartungen und Wünsche bzw. Befürchtungen. Bei den strukturell bedingten Störungen findet sich häufig Beziehungsgestaltungen, die zur Bewältigung einer strukturellen Vulnerabilität dienen oder bereits schon von ihrer Form her strukturelle Einschränkungen sichtbar machen. In dem Interview sollte sich herauskristallisieren, welche Beziehungsmuster der Patient in seinen verschiedenen sozialen Beziehungen immer wieder herstellt. Entsprechend dem 4-Felder-Schema aus Abbildung 2-1 (S. 20) wird dieses Muster in der Erlebensperspektive sowohl des Patienten als auch der anderen (insbesondere in der Perspektive des Untersuchers) dargestellt.

3.2.3 Phase 3: Ermittlung des Selbsterlebens und der erlebten wie faktischen Lebensbereiche

Die dritte Phase der Untersuchung sollte auf das Selbsterleben des Patienten zentrieren. Das Selbsterleben ist kaum zu trennen vom Objekterleben, auf dem schwerpunktmäßig in der vierten Phase nochmals eingegangen wird. Um die Beurteilung des Selbsterlebens wie auch später des Objekterlebens vornehmen zu können, muss der Untersucher zwischen Beobachtung und Introspektion wechseln, und er muss auch Grundkenntnisse der psychoanalytischen Persönlichkeitstheorie haben.

Diese Phase kann eingeleitet werden mit der Intervention:

> «Sie haben mir über Ihre Beschwerden und über Ihre Beziehungen erzählt. Ich mochte noch etwas genauer verstehen, wie Sie sich selber sehen und erleben oder in der Vergangenheit gesehen und erlebt haben.»

Der Therapeut wird über die Selbstbeschreibungen des Patienten diagnostizieren können, ob der Patient sich selber differenziert zu schildern in der Lage ist, ob er Affekte differenzieren kann, ob er eine Identität entwickelt hat u. a. Neben diesen Merkmalen der Selbstwahrnehmung wird er auch Aspekte der Selbststeuerung, der Kommunikation nach Innen und Fähigkeit zur Bindung (Innere Objekte) in Erfahrung bringen können (vgl. Tabelle 2-4, S. 24).

Da der Patient sich meist in bestimmten Situationen schildert, wird der Therapeut auch etwas über die familiäre Situation, die Geschwisterkonstellation, die frühkindliche Entwicklung, die sexuelle Entwicklung, die Partnerschaften und die beruflichen Lebensbereiche sowie frühere Erkrankungen erfragen können, also die Bereiche der biografischen Anamnese, in denen die verinnerlichten, unbewussten, Zeit überdauernden Konflikte bzw. persönlichkeitsstrukturellen Störungen sich manifestieren.

In diesem Zusammenhang sind auch psychische Reaktionen in lebensgeschichtlich bedeutsamen Situationen zu erfahren, z. B. Einschulung, Pubertät, Lösung vom Elternhaus, Heirat, Geburt eines Kindes, berufliche Entwicklung, Beförderung und Todesfällen in der Familie. In solchen Situationen werden Konflikte und persönlichkeitsstrukturelle Störungen, z. B. der Selbstwahrnehmung, der Selbststeuerung, der Kommunikation und der Bindung sowie auch Ressourcen besonders deutlich. Hierin liegen wichtige Hinweise auf potenzielle Gefahren und Chancen für eine psychodynamische Psychotherapie und damit auf die prognostischen Aussichten.

3.2.4 Phase 4: Ermittlung des Objekterlebens und der erlebten wie faktischen Lebensgestaltung

Die Ermittlung des Objekterlebens kann mit der Frage beginnen:

> «Sie haben mir erzählt, wie Sie sich selber sehen und schon angedeutet, wie Sie auch andere sehen. Können Sie mir noch etwas genauer erzählen, wie Sie z. B. die Situation mit X gesehen haben, wie Sie X erleben?»

Diese Phase steht in enger Verbindung mit der Phase 3, der Ermittlung des Selbsterlebens. Meistens gehen sie ineinander über. Jedoch sollte der Therapeut insbesondere auf die Wahrnehmung und das Erleben der Objekte zentrieren, und zwar im Hier und Jetzt und im Dort und Damals. Damit kommen auch weitere biografische Aspekte, aus denen sich vielleicht verinnerlichte, unbewusste, Zeit überdauernde Konflikte und/oder strukturelle Fertigkeiten ergeben, ins Blickfeld des Therapeuten. Je nach Verlauf des Interviews lassen sich unter Umständen folgende biografische Aspekte beschreiben:

- Primärfamilie: gesundheitliche, soziale und kulturelle Aspekte (Familientradition)
- Loslösung aus Elternhaus
- Geschwisterkonstellation, Beziehungen
- Entwicklung der Partnerschaften, sexuelle Entwicklung, Bindungserleben, Partnerwahl, Erleben von Trennungen
- Beziehung zu den Kindern

- Entwicklung im Beruf (Ziele, Lern-, Arbeits- und Leistungsverhalten, mögliche Konflikte, aktuelle ökonomische Situation)
- Geld- und Besitzverhalten
- Gruppenzugehörigkeiten (z. B. Interessen, Hobbys), Freundeskreis
- Umgang mit Erkrankungen und Behandlern.

Die Erarbeitung des Selbst- und Objekterlebens, der kommunikativen Fähigkeiten und der Bindungen (nach innen und nach außen) geschieht in Bezug auf Lebensbereiche und Lebensabschnitte, sodass Struktur- und Konfliktanamnese parallel verfolgt werden können. Das Objekterleben betrifft die strukturellen Fähigkeiten der Objektwahrnehmungen, der Regulierung des Objektbezugs, der emotionalen Kommunikation nach außen und der Bindung (äußere Objekte) (vgl. Tabelle 2-4, S. 24). Es versteht sich, das Selbst- und Objekterleben oft gemeinsam erhoben werden müssen.

In manchen Fällen ist ein fragendes Vorgehen erforderlich um eine Intensivierung des Objekterlebens zu erreichen, z. B. durch die Frage:

> «Können Sie mir Ihren Partner (Ihre Mutter, Ihren Vater) schildern, sodass ich ein möglichst lebhaftes Bild von ihm/ihr bekomme?»

Auch in dieser Phase soll der Therapeut möglichst an vorausgegangenen Schilderungen anknüpfen. Er kann auch klärende und lenkende Fragen stellen, um den Patienten anzuregen, vertieft über Gegenwart und Vergangenheit zu erzählen. So können klärende Fragen zur beruflichen Vergangenheit notwendig werden, zu seiner Zufriedenheit mit seiner beruflichen Situation, zu Belastungen, zu Entlohnungen, zum Verhältnis zu Vorgesetzten und Beziehungen zu Kollegen. Manche Patienten kommen auch frei auf einige dieser Lebensbereiche zu sprechen, sodass Fragen nicht notwendig sind oder allenfalls Fragen eingesetzt werden müssen, um den Bereich vertieft zu erfassen. Es geht immer einerseits um Fragen nach realen Lebenssituationen, andererseits um die Erfassung des subjektiven Erlebens des Patienten hinsichtlich seiner Erinnerungen an Beziehungen und Lebenssituationen. Ebenso werden sicher immer wieder bedeutsame Situationen und bedeutsame Beziehungen zu signifikanten Anderen nicht erwähnt und ausgeblendet. Der

Therapeut kann dies ansprechen, aber er muss sich vergegenwärtigen, dass es oft bei Andeutungen bleibt und er peinliche Gefühle und einen Widerstand bei dem Patienten auslöst.

Die Identifizierung psychodynamischer Konflikte macht es notwendig, auf charakteristische, sich wiederholenden Erlebens- und Verhaltensweisen zu achten, die durch den Verlauf der Erkrankung des Patienten und seine persönliche Geschichte zurück verfolgt werden können. In der Lebensgeschichte des Patienten bildet sich sein Bemühen ab, lebensbestimmende Konflikte adaptiv zu lösen, wie z. B. durch gelungene Anpassungen, Arbeitsproduktivität, persönliche und berufliche Beziehungen. Maladaptiv wären Lösungen, die dysfunktional sind, zu sozialen Problemen z. B. in beruflichen Beziehungen führen und klinisch mit der Entstehung von Symptomen verbunden sind. Für die psychodiagnostische Untersuchung der Konflikte sind zudem die inszenierten Interaktionen in den interpersonellen Beziehungskonstellationen, besonders auch in der therapeutischen Beziehung selbst, aufschlussreich. Für die diagnostische Einschätzung der Struktur ist das Verhalten und Erleben des Patienten in den letzten zwei Jahren maßgeblich, aber auch die im Untersuchungsgespräch selbst beobachteten Fähigkeiten oder Einschränkungen (vgl. Arbeitskreis OPD, 2014, S. 255 f.).

3.2.5 Phase 5: Ermittlung der Einsichtsfähigkeit, der Behandlungsvoraussetzungen, der Psychotherapiemotivation und Beendigung des Interviews

Gegen Ende der Untersuchung ist vom Untersucher zu prüfen, inwieweit er die aus dem Interview sich ergebenden Szenen und interpersonellen Konstellationen zusammenfassen und das Hauptproblem des Patienten psychodynamisch erfassen und auch benennen kann. Eine solche zusammenfassende Intervention kann unter der Voraussetzung eines besser integrierten Strukturniveaus die Form einer Konfliktdeutung annehmen, die ggf. auch die aktuelle therapeutische Beziehung und die Übertragung und Gegenübertragung aufnimmt; bei Patienten mit niedrigerem Strukturniveau beschreibt diese Intervention jene Überforderungen im Leben des Patienten, die durch seine strukturelle Einschränkungen entstehen, und sie versucht für diese Einschränkungen Worte zu finden, die für den Patienten verständlich und annehmbar sind. Über die Reaktion des Patienten auf solche Interventionen ist der Therapeut in der Lage, sowohl weitere Aussagen zur Motivation und zur Indikation zur Psychotherapie zu machen, aber auch zu Schwierigkeiten und Risiken in dem zu planenden therapeutischen Prozess (Kriterien Achse I, vgl. Tabelle 2-1, S. 18).

Das Interview sollte nicht beendet werden, ohne mit dem Patienten das weitere Vorgehen zu klären, z. B. weitere Gespräche bzw. Fortsetzungen des Interviews oder Indikation für eine Psychotherapie und Besprechung der Rahmenbedingungen in einer getrennten Sitzung. Falls es erforderlich ist, ist die syndromale Diagnostik nach ICD-10 entweder durch eine weitere Exploration oder auch durch Symptom-Checklisten zu vervollständigen.

3.2.6 Die schriftliche Darstellung des Interviews

Da es in der Praxis selten möglich ist, Interviews auf Tonband oder Video aufzuzeichnen, ist der Therapeut aufgefordert, das Material, das er in der diagnostischen Phase ermittelt, schriftlich festzuhalten. Er kann dies aus seiner Erinnerung unmittelbar nach dem Interview durch Niederschrift oder Diktat der wichtigsten Passagen festhalten, wobei er möglichst beobachtungsnah den Verlauf des Interviews beschreiben und noch nicht OPD-Kriterien verwenden sollte. Wenn es zu schwierig oder zu aufwendig ist, aus der Erinnerung zu diktieren, dann muss er sich während des Gespräches Notizen machen, wobei dies jedoch die unmittelbare interaktionelle Begegnung mit dem Patienten stören kann.

Nach der Verschriftlichung kann der Therapeut erst den Erhebungsbogen der OPD (Arbeitskreis OPD, 2014, S. 471 ff.) einsetzen und die einzelnen Aspekte erfassen. Für die OPD-Beziehungsachse sollte die ausführliche Itemliste verwendet werden, da diese im Vergleich zur Liste der Beziehungsthemen eine weitaus differenziertere (und daher für die Antragstellung besser verwendbare) Beschreibung ermöglicht. Die OPD bildet einzelne Elemente der Beziehung, des Konfliktes und der Struktur ab und stellt diese nebeneinander. Ein zureichendes psychodynamisches Verständnis des Falles ist damit in der Regel noch nicht gegeben. Daher ist es notwendig, diese einzelnen Befunde in einen psychodynamischen Befund im Antrag zusammenzufassen; Hinweise dazu finden sich in Kapitel 4. Die Übertragung dieser Erhebungen in ein Antragsverfahren wird in Kapitel 5 illustriert.

Die nachfolgenden Beispiele sind so ausgewählt, dass bestimmte Teile des OPD-Befundes besonders deutlich hervortreten; diese Teile werden schwerpunktmäßig herausgearbeitet. Selbstverständlich könnte grundsätzlich in allen Fällen – u. U. unter Einbezug von Material aus weiteren Untersuchungsgesprächen – auch der gesamte OPD-Befund erhoben werden.

3.3 Beispiel für ein OPD-Interview mit Schwerpunkt Beziehungsdiagnostik und Konfliktdiagnostik

Interviewverlauf:

Der 21-jährige Patient wendet sich wegen einer Angststörung an mich. Er erzählt folgende Szene: Er ist mit sechs anderen Studenten auf einer Studienreise in Amerika. Nach einigen Tagen bekommt er Panikzustände, er sei zu weit weg von seiner Freundin. «Ich habe die Angst sie zu verlieren.» Ihm ging es so schlecht, dass er die Reise abbrechen musste. Nun fragt er sich, wieso er so stark in der Beziehung zu der Freundin gebunden sei, dass er immer die Angst habe, sie zu verlieren. Er müsse die Kontrolle über die Freundin haben, ob alles in Ordnung sei. Wird sie untreu, hat sie eine Beziehung zu einem andern? Er hat die Freundin auf einer Feier kennen gelernt, damals war sie noch mit einem anderen Freund zusammen. Auch das beunruhige ihn, ob sie nicht jetzt auch andere Kontakte habe, so wie er selber damals zu ihr den Kontakt aufgenommen habe. Er kennt die Freundin seit zwei Jahren.

OPD-Befund:

Der Patient kann nachvollziehbar schildern, in welchem zeitlichen und inhaltlichen Zusammenhang die Ereignisse stehen, was für eine gute Selbstreflexions- und Affektdifferenzierungsfähigkeit spricht. Von seiner Haltung her wendet er sich an den Therapeuten als ein potenziell vertrauensvolles und hilfreiches Objekt, was ein Hinweis auf eine gute Objektwahrnehmung gewertet werden kann. In die gleiche Richtung deutet die Tatsache, dass der Patient seine Freundin lebendig und freundlich schildert. Er kann seine Befürchtung bzgl. ihrer Treue von der Realität der Freundin sicher unterscheiden.

Er schildert die Freundin als sehr sympathisch, offen, sicher und fröhlich. Sie habe klare Pläne, denke nicht so viel wie er, komme sehr gut zurecht und denke überhaupt nicht an einen anderen Freund. Es komme zu Streit, wenn er von der Freundin ein Signal haben wolle. Er telefoniere oder schreibe SMS, erwarte dann eine Antwort. «Ich brauche Signale, dass ich wichtig bin.» Das sei das, was er erwarte – dass alles toll sei. Sie soll lustig sein, lachen und zeigen, dass sie nur mit ihm zusammen sein wolle. «Wenn das nicht der Fall ist, dann vermute ich, dass es nur an mir liegt.» Dann habe er Angst, er sei ihr nicht wichtig. Er verurteilt sich wegen seiner Abhängigkeit. «Ich finde das bescheuert.» Er solle sich doch aufs Studium konzentrieren. Er unternehme mit ihr «schöne Dinge», um ihr zu zeigen, wie wichtig sie ihm sei. Dies geschehe in der Erwartung, dass sie dasselbe für ihn tue. In einer vorherigen längeren Beziehung vom 16. bis 19. Lebensjahr sind diese Gedanken auch aufgekommen, jedoch nicht so stark. Die Freundin sei eine Person, die ihm alles gebe, bei der er sich fallen lassen könne. Die Eltern könnten ihre Bedeutung nicht ersetzen, auch nicht andere Freunde.

Meine Interpretation des Beziehungsmusters, etwa nach folgendem Tenor, bestätigte er: Die Freundin solle immer da sein und anwesend sein, heiter und lustig sein wie eine Mutter, die sich ihr Kind besonders liebevoll und freudig versorgt, es besonders liebt und es für sehr wichtig hält. Danach erzählt er,

Aus dieser Beziehungskonstellation ergibt sich folgendes Bild: Der Patient erlebt die Freundin so, dass sie ihn vernachlässigt oder ihn im Stich lässt. Er fordert daher Signale, dass er besonders wichtig ist und gebraucht wird, beklagt aber gleichzeitig seine Abhängigkeit. Der Patient erlebt selbst, dass er die Freundin bedrängt, ihr wenig Freiraum lässt. Die Freundin erlebt den Patienten wahrscheinlich so, dass er bestimmt, kontrolliert, Ansprüche stellt und ihr Vorwürfe macht.

Der Therapeut versteht den Patienten und es gelingt, dass eine weiterführende Interpretation erfolgen kann. Der Patient spinnt den Faden weiter, indem er Passendes assoziiert. Auch dies spricht für ein gutes Strukturniveau.

dass seine Eltern sich in seinem sechsten Lebensjahr getrennt haben. Der Vater wollte die Beziehung zur Mutter nicht mehr. Die Mutter ist dann ausgezogen. Der Trennungsprozess muss über einen längeren Zeitraum gegangen sein. Er erinnert sich aber nicht an starke Trennungsreaktionen. Er lebte bei seinem Vater und hat die Mutter oft besucht. Die Mutter habe sich auch gut um ihn gekümmert. Er schildert eine Episode, wie er und seine beiden Schwestern (älter) sich im Dachgeschoss eingeschlossen haben, weil die Eltern gestritten haben und sie alle drei geweint haben. Die Dramatik der Trennung und Auseinandersetzung muss also schon intensiver gewesen sein, sodass die Bedeutung des Objektes, jetzt der Freundin und vormals der Mutter, besonders hoch war. Er hat Angst verlassen zu werden.

Im weiteren Gesprächsverlauf berichtet der Patient, dass er durch ängstigende Träume stark beunruhigt wird. Diese Mitteilung veranlasst mich, ihm zu erklären, was Träume bedeuten können und wie wir mit Träumen umgehen.

Konfliktdiagnostik: Das Beziehungsmuster zur Freundin kann als Ausdruck eines ödipalen Konfliktes mit Versorgungs- und Geborgenheitswünschen verstanden werden, der sich in Beziehungen wiederholt. Die Abhängigkeiten in der Primärfamilie werden verleugnet, in der Partnerschaft ist sie ausgeprägt. Strukturell hat er eine weitgehend gut integrierte Selbst- und Objektwahrnehmung, zeigt aber eine übermäßige Objekt-Abhängigkeit und eine geringe Kompetenz, Bindungen zu lösen und variable Bindungen einzugehen.

Diese rationalisierende, steuernde Funktion, die er mir in der Übertragung zuschreibt, hängt möglicherweise mit der erlebten Beziehung zum Vater zusammen, den er als sehr distanziert, verschlossen und abweisend beschreibt und den er doch als steuerndes Objekt ersehnt, damit er seine Abhängigkeit im Sinne von Versorgungswünschen gegenüber mütterlichen Objekten überwinden kann. Mit meiner Erklärung habe ich in der Gegenübertragung diese Funktion übernommen. Hier deutet sich eventuell ein Triangulierungswunsch an den (männlichen) Therapeuten an, der die therapeutische Arbeit erleichtern und daher als günstiges prognostisches Zeichen erwähnt werden könnte.

Zusammenfassend ergibt sich nach dem OPD-Interview ein ödipaler Konflikt mit Anteilen eines Versorgungs-versus-Autarkie-Konfliktes. Das Strukturniveau ist mäßig integriert; Schwierigkeiten zeigen sich (konfliktbedingt) im Bereich des Bindungsverhaltens (ST 4.3 «Variable Bindungen» im Sinne dyadischer Bindungen) und ST 4.6 «Bindungen lösen» im Sinne des Anklammerns. Das dysfunktionale habituelle Beziehungsmuster lässt sich etwa so formulieren: Der Patient erlebt, dass andere sich abwenden und ihn im Stich lassen. Er reagiert darauf stark abhängig und versucht sich ihrer Zuneigung und ihres Interesses zu versichern. Andere erleben dies als bedrängend, kontrollierend und eventuell vorwurfsvoll. Zu einer Eskalation kommt es wahrscheinlich dann, wenn sich andere gegen diesen Zugriff wehren oder sich ihm entziehen.

3.4 Beispiel für ein OPD-Interview mit dem diagnostischen Schwerpunkt einer strukturellen Störung

Interviewverlauf:	OPD-Befund:
Phase 1: Nach der einleitenden Formulierung äußert die Patientin: «Also primär die Suizidneigung und die Unfähigkeit zu kontrollieren im Moment, das ist der Grund warum ich stationär erst mal vier Wochen in der Psychiatrie-Station war und jetzt hier.»	**Struktur:** Sie beginnt sofort mit einem Hinweis auf eine strukturelle Störung, und zwar die der Impulssteuerung. Offensichtlich hatte sie Impulsdurchbrüche, die jetzt stärker werden.
Ich kläre zunächst weiter die Suizidneigung und stelle fest, dass sie diese schon seit dem 10. Lebensjahr hatte. Die ersten Suizidgedanken waren nach Beendigung der Grundschule und der Trennung von wichtigen Freundinnen, z. B. Gefährten aus der Grundschulzeit, aufgetreten. Eine konkrete Vorstellung hatte sie nicht, wie sie sich umbringen wollte. «Ich wollte einfach nur sterben, lieber Gott, lass mich sterben, aber ohne das irgendwie in concreto auszuführen, sich irgendwelche Methoden auszudenken.»	**Beziehung:** Ich erlebe die Patientin im Interview als sehr stark kontrolliert, verschlossen und abgeschottet. Mimisch und gestisch zeigt sie Ablehnung und Verachtung. Ich erlebe mich ihr gegenüber vorsichtig und auf der Hut, so als müsste ich mich wie die von ihr beschriebene Mutter vor ihren Angriffen schützen.
Als ich sie frage, ob sie mit jemandem darüber gesprochen habe, verneint sie dies. Sie habe mit den Eltern überhaupt nicht sprechen können. Mit der Mutter könne sie heute noch nicht darüber sprechen. Diese fühle sich durch die Drohung, wie sie es	**Struktur:** Aus struktureller Perspektive ist entscheidend, dass sie eher unpersönlich bleibt, also in der Kommunikation emotional vermeidend und bestimmt von negativen Affekten. Es scheint hinsichtlich der Bindungsfähigkeit kein positives Introjekt vorhanden zu sein. Sie kann Hilfe nicht in Anspruch nehmen. Die Schilderungen sind ganz

nenne, unter Druck gesetzt und glaube letztlich, dass sie damit nur irgendetwas bezwecken wolle, dass dahinter aber nicht der Wunsch nach dem Tod stehe.

Ich kläre weiter, dass sie bisher keinen Suizidversuch unternommen hat, sie sich jedoch in Gefahr gebracht hat z. B. im Straßenverkehr oder eine Zeit lang sich auch pyrogene Substanzen intramuskulär gespritzt hat, sich jedoch nicht behandeln ließ. Auf meine Frage hin, ob der Gedanke ständig sei oder wechselnd sagt sie «natürlich habe ich auch andere Gedanken, aber im Hintergrund spielt der Selbstmord die einzige und die wichtigste Rolle in meinem Leben.»

von dem negativen Affekt gegenüber der Mutter bestimmt. Sie stellt die Steuerungsfähigkeit ganz in den Vordergrund, dabei wirkt sie sehr stark affektkontrolliert.

Neben dem Genannten bestehen weitere selbstschädigende Tendenzen, z. B. ihre Magersucht und ihre Selbstverletzungen, indem sie sich Stecknadeln in die Beine sticht. Die Verletzungen, die sie sich damit zufügt, sind so gering, dass sie nicht zum Arzt geht. Sie zeigt die vernarbten Nadelstiche zum ersten Mal den Ärzten auf der psychiatrischen Station. Auch die Selbstverletzungen bestehen seit 12 Jahren.

Die berichteten Inhalte lassen auf immer wieder auftretendes und selbstschädigendes Agieren und somit auf eine deutliche Untersteuerungstendenz (und somit geringes Strukturniveau) schließen.

ICD-10: Aufgrund der Symptomatik ist als vorläufige ICD-10-Diagnose anzunehmen, dass es sich um eine emotional instabile Persönlichkeitsstörung handelt.

Phase 2: Ich wechsle nun und strukturiere mit einer Frage nach der Beziehung zur Mutter. Sie antwortet sofort «Ich nehme an, dass ich den Hass, den meine Mutter mir entgegengebracht hat, übernommen habe. In der Kindheit war es ausgesprochen ambivalent, sie hat mich montags geliebt oder mindestens vorgegeben mich zu lieben und dienstags hasste sie mich dann und nannte mich Teufel in Menschengestalt und es war dieses ständige Heranziehen und Wegstoßen, sodass ich als Kind dann schon angefangen habe, sehr feine Antennen zu entwickeln für die Launen meiner Mutter und ich wusste, wann ich etwas sagen darf und wann nicht. Also so eine Art Tretminenkindheit. Ich musste ständig ausweichen und lavieren.»

Ich greife das Bild der Tretmine auf und wir kommen dazu, dass es manchmal «Explosionen» gab und der Grund dafür von ihr darin gesehen wird, dass sie abgelehnt wurde, weil sich die Mutter «ein anderes Kind gewünscht» habe.

Als Begründung, warum sie unerwünscht sei, kommt von ihr: «zu frech, zu vorlaut, zu ungestüm, zu wenig weiblich».

Sie erlebt die Mutter als sehr dominant, als verlogen, sehr weiblich, also das Gegenteil von ihr. Sie sei ihrem Vater ähnlich, daher fühle sie sich abgelehnt. Die Eltern haben sich nach ihrer Geburt relativ schnell getrennt, die Mutter hat ihn «an die Luft gesetzt». Vom Vater gibt es keine Erinnerungsbilder, allenfalls aus Erzählungen der Großmutter. Er soll sehr weich gewesen sein, deswegen habe die Mutter ihn auch abgelehnt. Auf Nachfrage von mir stellt sich noch heraus, dass die Familie des Vaters aus Armenien stammt.

Beziehung: Die Patientin erlebte die Mutter offenbar so, dass sie klein gemacht und entwertet wird, dass ihr die Zuneigung willkürlich entzogen und sie dann angegriffen und bedroht wird. Bezogen auf sich selbst erlebt sie, dass sie sich der Mutter extrem anpasst und sich gleichzeitig selbst ablehnt, entwertet und hasst.

Struktur: Unter der strukturellen Perspektive ist das Introjekt Mutter eher ein kritisierendes, forderndes, malignes und schädigendes. Ein gutes Objekt oder eine ambivalente Einstellung ist nicht erkennbar. Die Internalisierung ist unter dem Aspekt der Bindung eher eine paranoid bedrohliche Objektvorstellung. Die Objektwahrnehmung ist radikal negativ und entsprechend wenig ganzheitlich oder realistisch. Eine Empathie für das Objekt ist nicht festzustellen.

Die Selbstwahrnehmung ist wenig differenziert, weil Affekte generell negativ sind. Die Selbst-Objekt-Differenzierung scheint durch ihre Projektionen und die Wut auf die Mutter verwischt. Die Selbstreflexion ist nur negativ. Auch werden Steuerungsprobleme im Hinblick auf die Selbstwertregulierung deutlich. Ihr Selbstwert ist sehr schnell bedroht.

Sie ist als einziges Kind und alleine mit der Mutter aufgewachsen, die nicht mehr geheiratet hat. Die Mutter hat sehr viel gearbeitet, sie war bei Kindermädchen, bei den Großeltern. Sie sagt: «Wer gerade Zeit hatte für das Balg.» Als ich die Ablehnung durch die Mutter wegen Ähnlichkeit mit dem Vater anspreche, antwortet sie etwa: Vielleicht sei sie ja auch mit so vielen schlechten Eigenschaften ausgestattet, sie wisse es nicht. Sie wisse nur, dass sie das komplette Gegenteil von der Mutter sei in puncto Gefühle und in puncto Intellekt und Durchsetzungsvermögen. «Vielleicht mag sie mich deswegen nicht.»

Dieser Passus belegt wiederum eine problematische Selbst-Objekt-Differenzierung und Objektwahrnehmung, außerdem die Dominanz negativer Affekte in der Selbst- und Objektwahrnehmung (Wut, Entwertung, Verachtung). Auch die Selbstbestimmung gleichsam als Negativ der Mutter erscheint defizitär i. S. einer wenig stabilen Identität.

Phase 3: Hier bietet sich an, nach dem Selbsterleben zu fragen. Sie erlebt sich selber als negativ, als ehrgeizig, jedoch belüge sie sich wenigstens nicht selbst wie die Mutter, «ich bin nicht diszipliniert. Ich denke, das sind die primären Eigenschaften meiner Mutter, die ich nicht habe.»

Ich: «Und darüber hinaus? Was haben Sie, was die Mutter nicht hat?»

Sie: «Ich weiß nicht, Fraueneigenschaften. Ich weiß, es ist sehr wenig Konstanz in meinem Gefühlsleben und dementsprechend auch wenig Konstanz in allen Äußerungen, Verhaltensäußerungen. Ich weiß nicht, ich kann impulsiv sein, aber ich kann auch sehr rigide Pläne ausarbeiten, nach denen ich dann lebe. Es ist nie eindeutig.»

Mit einer durchaus vorhandenen Fähigkeit zu Selbstreflexion beschreibt die Patientin ihre Wechselhaftigkeit mit Phasen von Über- und Untersteuerung. Erneut zeigt sich eine Unsicherheit und Ratlosigkeit bzgl. der eigenen Identität.

Sie erläutert, dass sie Pläne ausarbeitet, z. B. über den Tagesablauf, über das Essen und sie begründet die Impulsivität mit zwei Beispielen, z. B. impulsive Abmeldung von der Schule kurz vor dem

Weitere Beispiele für die mangelnde Impulssteuerung.

Abitur und Zerreißen der Einschreibung für das gewünschte Studium. Sie ist sich bewusst, dass sie sich damit schadet.

Ich führe dann die Selbstschädigungen auf den Selbsthass zurück, wobei ich mich sehr vorsichtig ausdrücke und sie den Selbsthass benennt. Sie mag sich nicht: «Ich verachte mich.»
Ich: «Es gibt nichts, was Sie mögen.»
Sie: «Nein …»
Wir kommen dann auf ihren Leistungsbereich. Sie studiert Literaturwissenschaften und Philosophie. Sie liebt insbesondere die Literatur und benennt auch ihre Lieblingsautoren, deren Namen ich teilweise nicht kenne. Herablassend bemerkt sie: «Sie müssen nicht.»
Sie bleibt bei ihrem Literaturinteresse und bei ihrer Herablassung gegenüber Menschen, die sich nicht für Literatur interessieren. Ich deute das Interesse für Literatur als Lebendigkeit und dass doch mehr in ihrem Inneren ist, was lebendig ist. Ich sage ihr, ich erlebte sie als verschlossen und dahinter sei doch etwas Lebendiges. Sie daraufhin: «Ich weiß nicht, ich habe ein sehr durchstrukturiertes System, nach dem ich lebe, und ich bin ja eigentlich hier, um doch irgendwie den Ausgang zu finden. Ich weiß nur nicht, ob Veränderung wirklich möglich ist. Das ist die Frage, die mich quält, und deswegen bin ich vielleicht auch etwas unwillig den Therapeuten, dem Pflegepersonal gegenüber – freundlich ausgedrückt».
Ich sage dann: «Ablehnend sind Sie. Sie suchen Antworten zu bekommen.»
Sie sucht nach dem «erlösenden Wort», weiß aber, dass es das nicht gibt. Sie kommt auf die Literatur zurück, die ihr

Beziehung: Ich erlebe die Patientin so, dass sie sich immer wieder klein macht, entwertet und Vorwürfe macht. Ich erlebe mich gegenüber der Patientin, dass ich mich anpasse, zurücknehme und ihr viel Raum lasse. Weiterhin bin ich sehr vorsichtig und jederzeit auf Angriffe gefasst.
Ich erlebe sie hier entwertend und beschämend. Sich selbst macht sie wichtig, sie stellt sich in den Mittelpunkt.

Hier ergibt sich eine Aussage zur Motivation für eine Psychotherapie und über ihre Beziehungsgestaltung zum Pflegepersonal und den Therapeuten: Sie nimmt selbst wahr, dass sie es ihren Helfern nicht leicht macht, sich abschottet und die Kontrolle bewahrt, bei allen Zweifeln aber doch eine Veränderung erreichen möchte.

Halt gibt, um «damit das eigene verpfuschte Leben zu erklären». Dabei wird sie traurig. Ich spreche das an. Sie: «Ein 28-jähriges, verpfuschtes Leben bereitet nicht unbedingt Freude». Sie begründet den Ausdruck «verpfuschtes Leben» – also ihre Bewertung – mit ihrem Scheitern im Studium (zunächst Biochemie) und auch jetzt laufe das Studium auf Sparflamme.

Struktur: Auch hier wieder die Selbstentwertung in der Kommunikation mit sich selber, die Verachtung, der Ekel, die Wut. Sie zeigt aber auch deutlich einen traurigen Affekt.

Phase 4: Ich komme auf andere Personen zu sprechen, da sie bisher nur von der Mutter gesprochen hat. Ich frage nach Freunden und Freundinnen. Sofort erwähnt sie, dass eine beste Freundin verstorben ist. Zunächst will sie nicht darüber reden, sie verschließt sich wie vorher. Dann erfahre ich auf Nachfragen, dass die Freundin vor 6 Jahren an multiplem Organversagen infolge einer Sepsis verstorben ist. Ihr treten Tränen in die Augen. Ich bemerke das und frage, wieso die Freundin an der Sepsis verstorben sei. Sie habe eine Wunde gehabt, die nicht adäquat behandelt worden sei. Sie habe der Freundin noch gesagt, sie solle am nächsten Tag zum Arzt gehen, sie wollte das aber nicht. Einen Tag später sei die Freundin gestorben.
Ich erfahre dann, dass sie zusammen gelebt haben und dass es eine sehr enge Freundschaft war, die schon 14 Jahre bestand. Es war eine ältere Freundin. Als ich deute, dass ich den Eindruck habe, dass ich in sie eindringe, sagt sie: «Das ist eine sehr schmerzhafte Erinnerung und ich heule nicht so gerne coram publico.»

Beziehung: In dieser Szene erlebe ich mich so, dass ich mich aufdränge, vielleicht auch taktlos bin, ihr wenig Freiraum lasse und mich einmische. Ich erlebe umgekehrt die Patientin so, dass sie sich zurückzieht, abschottet, sich verschließt, trotzt und sich widersetzt.

Da mir diese Beziehung sehr bedeutsam erscheint, versuche ich sie etwas näher zu klären. Die Freundin hatte wie sie Suizidgedanken, hat sich auch einmal die Pulsadern aufgeschnitten. Auch die Infektion, die schließlich zum Tode führte, war auf eine Selbstschädigung zurückzuführen. Sie hätte es wissen können, hatte sich aber nicht damit auseinandergesetzt. Sie erlebte Schuldgefühle.
Ich greife das Schuldgefühl, ihr Verantwortungsgefühl an dem Tod der Freundin und ihren Selbsthass auf und bringe dies in einer Deutung zusammen: Dieses Schuldgefühl ist Grund, warum Sie sagen, ich kann mich nicht mögen … ich muss mich hassen?»
Sie: «Ich habe mich davor schon gehasst, aber es war sicherlich noch eine Zuspitzung dieses Gefühls. Das war kurz vor Ende meiner Ausbildung, die ich dann auch nicht zu Ende gebracht habe. Irgendwie musste ich mich dafür bestrafen, was ich getan hatte bzw. unterlassen hatte.»
Wir kommen dann weiter auf die Freundin zu sprechen: «Ich weiß nicht, ob es sich danach intensiviert hat, ich weiß es nicht. Ich weiß, dass ich an diese ganze Zeit kaum noch konkrete Erinnerungen habe. Ich weiß, dass wir kurz davor noch zusammen verreist waren, aber das Ganze ist irgendein amorphes Etwas, das ich kaum noch fassen kann, das einzig Konkrete ist nur der Todestag. Ich weiß nicht, ob ich damals sehr intensiv selbstschädigend gehandelt habe oder ob ich gelähmt war, ich weiß es nicht mehr … ich kann darüber nicht nachdenken, ohne zu heulen und ich werde das auch niemals akzeptieren können.»

Struktur: In der Objektbeziehung taucht zum ersten Mal in der Objektwahrnehmung eine positive Bezugsperson auf. Die Freundin scheint für sie eine überhöhte emotionelle Bedeutung zu haben (Überidealisierung), sodass man auch auf Abhängigkeit schließen könnte. Der duale Bezug ist deutlich und den Verlust hat sie noch nicht verarbeitet (Bindung).

Struktur oder Konflikt?: In einer konfliktbezogenen Interpretation könnten die Schuldgefühle als Grund für den Selbsthass angesehen werden, eine strukturbezogene Sicht hingegen würde den generalisierten Charakter der negativen Kognitionen und Handlungen dem Selbst gegenüber unabhängig von einer umschriebenen Schuldproblematik in den Vordergrund rücken und deshalb von einem «Schuldkonflikt-Schema» sprechen (vgl. Arbeitskreis OPD 2014, S. 209 f.). Dieser Punkt wird am Ende des Abschnitts nochmals diskutiert.

Ich spreche dann die Bedeutung der Beziehung an. Sie spricht von «Seelenverwandtschaft», sie war irgendwie «die Vermittlerin zwischen mir und der Welt, sie half mir, Dinge zu erkennen, die sonst für mich ewig im Dunkeln geblieben wären … Ich neige dazu, im Verhalten anderer Menschen immer eine negative Attitüde gegen mich zu implizieren und sie hat mir einfach nur erklärt, dass es so und so gesehen werden kann und dass es auch ganz anders gesehen werden kann, sie hat mir einfach die Welt erklärt.»

Hier könnte auch der Gedanke einer trauma-bedingten dissoziativen Erinnerungsstörung aufkommen. Aus strukturbezogener Sicht kann andererseits argumentiert werden, dass mit den damaligen Ereignissen unerträgliche Affekte (Scham, Schuld) verbunden sind, die die Patientin von sich fernhalten muss (strukturelle Einschränkungen bzgl. der Selbststeuerung, v. a. Affekttoleranz und Selbstwertregulation).

Ich verstehe diese Äußerungen im Sinne einer Mutter-Kind-Beziehung, sie korrigiert, die Freundin sei fünf Jahre älter gewesen, sie sei mehr eine große Schwester gewesen. Sie beschreibt auch, welche Teile des Lebens die Freundin ihr erklärte, z. B. die Natur, mit ihr zusammen wäre Natur plötzlich spannend geworden, anregend und kreativitätsfördernd, z. B. Landschaften, Wälder.

Im Hinblick auf ihre Bindungsfähigkeit ist sie in der Lage, Hilfe von anderen als gutes Objekt in Anspruch zu nehmen, jedoch zeigt sich dies nur bei dieser idealisierten Freundin, nicht jedoch bei anderen Objekten.

Deutlich ist die Spaltung in der Objektwahrnehmung: Die gute Freundin und die böse Mutter. Diese setzte sie zu ihren Zwecken ein, instrumentalisierte sie.

Phase 5: Ich greife diese Bilder auf und beziehe sie auf die Möglichkeiten in der anstehenden Therapie, die Beziehung zu dieser Freundin näher zu klären insbesondere die Schuldgefühle wegen deren Selbstmord.

Ich komme dann auf die Schwierigkeit, darüber zu sprechen, und sie bestätigt mir, dass dies der Punkt gewesen sei, wo sie die erste Therapie (30 Stunden bei Therapeuten der Universität) abgebrochen habe: « … als wir begonnen haben, über dieses Thema zu sprechen und ich nicht mehr in der Lage war, die Gefühlsausbrüche und das Weinen zu unterdrücken.»

Ich erlebe diese Äußerung als Signal dafür, dass sie sich aus Angst vor Nähe wieder distanziert bzw. verschließt: Sie erklärt, dass das Ereignis doch nicht so entscheidend ist wie von mir angenommen und deutet zudem an, dass ich ihr im Falle einer Annäherung sehr wehtun kann.

Ich komme zu dem Therapieziel, wie sie mehr Selbstfürsorge und Selbstakzeptanz entwickeln könnte. Sie stimmt zu. Sarkastisch meint sie, dass das schon seit vielen Jahren ihre Frage sei, aber sie könne nicht authentisch sein, sie müsse immer etwas vorspielen. Sie fühle sich immer fremd. Ich bleibe dabei, dass es für mich eine Frage der Psychotherapie ist, Selbstfürsorge zu entwickeln. Sie bleibt dabei, dass alles fremd ist.

Versuche, ihre abwehrende Haltung zu überwinden.

Auf meine Äußerung, dass wir erst am Anfang der Therapie stehen und dass es ja positive Aspekte von Beziehungen gibt, bleibt sie skeptisch. Sie fühlt sich eher am Ende als am Anfang einer hoffnungsvollen Therapie. Zum Abschluss des Interviews besteht somit keine zuversichtliche Stimmung.

Beziehung: Ich erlebe als Beziehungsangebot, dass ich die Seite der Hoffnung vertreten muss, während sie die Übermacht des Negativen betont.

Zusammenfassung des OPD-Befundes: Die Befunde zur Beziehungsachse und die Befunde zur Konflikt- und Strukturachse weisen eindeutig auf eine persönlichkeitsstrukturelle Störung hin.

Beziehungsdynamische Formulierung: Die Patientin erlebt immer wieder, dass andere sich von ihr abwenden oder sie angreifen und entwerten. Sie reagiert in ihrem Erleben darauf, indem sie sich einerseits klein macht, anpasst und selbst entwertet, andererseits aber auch abschottet und die Kontrolle bewahrt. Andere erleben die Patientin ebenfalls immer wieder als abgeschottet und kontrollierend, aber auch als entwertend und mitunter scharf attackierend. Sie werden dadurch veranlasst, sich entweder beschwichtigend zurückzunehmen und sich dadurch selbst zu schützen, oder aber dem Druck zu entgegnen und dann Gefahr zu laufen, durch mutigere Interventionen intrusiv, kränkend oder sogar verletzend zu sein. Dies würde die Patientin entsprechend ihres habituellen Musters wieder so erleben, dass sie angegriffen und entwertet wird. (Aber auch eine zurückgenommene und beschwichtigende Haltung könnte die Patientin als latent bedrohlich wahrnehmen.)

Struktur:

- Zur **Selbstwahrnehmung**: Selbstreflexion ist zwar möglich, wirkt aber oft intellektualisierend und inkohärent, was die Darstellung der eigenen Person betrifft; oft bleiben unterschiedliche Selbstaspekte einfach unverbunden nebeneinander stehen. Die Affektdifferenzierung ist eingeschränkt, da negative Affekte überwiegen bzw. völlig dominieren; bei besonders schwierigen Themen scheint eine Differenzierung von Affekten gar nicht mehr möglich (z. B. bzgl. des Todes der Freundin). Im affektiven Ausdruck dominieren Verachtung und Ekel. Die Identität ist ebenfalls gering integriert, da kaum eine konstante psychische und sexuelle Identität erkennbar ist. Selbstwahrnehmung ist daher überwiegend gering integriert, im Falle der Selbstreflexion eventuell mäßig.
- Die **Objektwahrnehmung** scheint hinsichtlich der Selbst-Objekt-Differenzierung deutlich erschwert; die Objekte erscheinen in ihrer Schilderung mit Eigenschaften der Patientin ausgestattet und umgekehrt. Auch eine ganzheitliche Objektwahrnehmung ist gering integriert, es werden nur negative Affekte der Mutter und auch dem Therapeuten und den Ärzten gegenüber wahrgenommen sowie nur idealisiert positive gegenüber der Freundin (Spaltung). Die realistische Objektwahrnehmung ist ebenfalls gestört, wahrscheinlich spielen sehr viele Projektionen eine Rolle. Die Objektwahrnehmung ist insgesamt gering integriert.
- Hinsichtlich der **Steuerung** ist festzustellen, dass die Impulssteuerung in mehreren Bereichen gestört ist, es werden schwerwiegende Beispiele von Untersteuerungen berichtet, gegenüber denen das ebenfalls deutlich erkennbare Bemühen um kompensatorische Übersteuerung für die diagnostische Beurteilung der Struktur weniger ins Gewicht fällt. Die Affekttoleranz ist gering integriert, da die Patientin von negativen Affekten überflutet wird und dann impulshaft handelt. Auch die Regulierung des Selbstwertes ist nur gering integriert, da eine große Kränkbarkeit erkennbar und Ekel vor sich selbst deutlich werden. Beziehungen können ebenfalls nicht geschützt werden, d. h. Impulse werden nicht intrapsychisch sondern interpersonell verarbeitet. Ein Interessenausgleich zwischen der Patientin und anderen gelingt kaum, es fehlen Vorstel-

lungen über die Realisierung eigener Interessen. Die Antizipation hinsichtlich handlungssteuernder Affekte ist nicht gut beurteilbar. Selbstregulierung und die Regulierung des Objektbezugs sind insgesamt als gering integriert zu beurteilen.

- Hinsichtlich der Fähigkeit zur **emotionalen Kommunikation** ist festzustellen, dass die Internalisierungsprozesse gestört sind, es sind überwiegend negative Affekte wie Wut und Verachtung erkennbar. Äußerungen über den Körper gibt es nicht direkt. Im Kontaktverhalten ist die Patientin eher aggressiv entwertend oder kontrollierend distanziert. Die Affektmitteilungen sind überwiegend entwertend distanzierend und ein Mangel an Bezogenheit ist erkennbar. Der Untersucher spürt im Kontakt mit der Patientin eine große Distanz und wird zu Überengagement oder aber Resignation verleitet. Die Empathie ist ebenfalls sehr eingeschränkt, soweit man dies aus dem Interview entnehmen kann. Alles in allem ist die emotionale Kommunikation nach innen und nach außen als gering integriert zu bewerten, wobei die Beurteilungsgrundlage (v. a. bzgl. der Kommunikation nach innen) schmal ist.
- Hinsichtlich des **Bindungsverhaltens** ist festzustellen, dass die internalisierten Objekte eine bedrohliche und maligne schädigende Qualität aufweisen, z. B. hinsichtlich des Mutterbildes oder der überidealisierten Freundin. Freundliche Introjekte, die die Patientin zur Selbstberuhigung und Selbstfürsorge nutzen könnte, sind anscheinend nicht vorhanden. Die Bindungen sind auch nicht variabel, sie sind fixiert auf das negative Mutterbild oder auf die überidealisierte Freundin. In der Bindung an äußere Objekte zeigt sich eine deutliche Objektabhängigkeit, in der sie aber die Hilfe anderer (z. B. Ärzte, Therapeuten) nicht annehmen kann, sondern eher aggressiv zurückweist. Die Bindung zu lösen ist für sie sehr schwer, da Trennung und Verlust wie bei der Freundin zu einer Art Desintegration geführt zu haben scheint. Insgesamt geringe Integration der Struktur auch bezogen auf die Bindung.

Konflikte: In Anbetracht der insgesamt geringen Integration der Struktur treten mögliche Konflikte in ihrer Bedeutung für die Störung zurück, sodass mit Blick auf das sich andeutende Schuldthema (siehe oben) von einem «Konfliktschema» im Sinne der OPD (vgl. Arbeitskreis OPD, 2014, S. 209 f.) gesprochen werden muss.

Zusammenfassend kann man feststellen, dass es sich eher um eine *gering integrierte Persönlichkeitsstruktur* handelt und die Psychotherapie als Therapie der persönlichkeitsstrukturellen Störung indiziert ist.

4. Vom OPD-Befund zur psychodynamischen Fallformulierung

Die diagnostische Beurteilung mit der OPD gründet zum einen auf den Mitteilungen des Patienten zur aktuellen Lebenssituation und biografischen Entwicklung, zum anderen auf den Beobachtungen, die der Interviewer im Gespräch mit dem Patienten unmittelbar machen kann. Beide Informationsquellen geben Hinweise auf die zentralen konflikthaften Themen, die den Patienten vor allem bewegen und seinen Umgang mit den Lebensanforderungen prägen (Konflikte), auf seine Fähigkeiten zur Selbst- und Objektwahrnehmung, Steuerung, Kommunikation und Bindung (Struktur) sowie auf die typischen Muster, nach denen er seine Beziehungen zu anderen Menschen gestaltet. Im Ergebnis verfügt der Untersucher über ein Profil klinisch bedeutsamer Merkmale, in dem jene problematischen Bereiche besonders hervorgehoben sind, die Risiken für die psychische Balance darstellen und für das Auftreten einer Störung prinzipiell ursächlich sein können.

Dysfunktionale Beziehungsmuster, Konfliktbereitschaften und strukturelle Einschätzungen sind für sich alleine genommen noch nicht notwendigerweise krankheitswertig. Erst wenn belegt werden kann, dass die genannten psychodynamischen Dispositionen und Vulnerabilitäten unter dem Einfluss von speziellen Ereignissen oder Lebensumständen soweit destabilisiert werden, dass Beschwerden auftreten, kann deren Krankheitswertigkeit geprüft und das Vorliegen einer psychischen oder psychosomatischen Störung beschrieben werden (vgl. Kapitel 5).

Nicht nur diagnostisch, sondern auch mit Blick auf die Therapieplanung ist die Frage von großem Interesse, welche Aspekte des OPD-Befundes es genau sind, die durch das symptomauslösende Ereignis angesprochen wurden. Denn diese speziellen Ausschnitte des Gesamtbefundes sind es, die für die Entstehung und Aufrechterhaltung der Beschwerden wahrscheinlich ursächlich sind und die deshalb als therapeutische Foki infrage kommen. In einem weiteren Schritt kann dann überlegt werden, wie sich die so umschriebene Problematik im aktuellen Leben des Patienten und in der therapeutischen Situation selbst darstellt, um auf diese Weise die therapeutischen Aufgabe zu konkretisieren und Ansatzpunkte für die praktische Arbeit mit dem Patienten zu definieren. Darauf basierend lassen sich schließlich Folgerungen ziehen für die Wahl der therapeutische Haltung, der therapeutische Strategien und Techniken, die für die Bearbeitung der speziellen Problematik passend sind.

Diese Überlegungen markieren den Stellenwert der OPD-Diagnostik im Rahmen der umfassenderen Aufgabe, eine Störung klinisch zu beurteilen und einen Therapieplan zu entwerfen. Die OPD beschreibt ein spezielles Muster von Konflikten, Strukturmerkmalen und problematischen Beziehungsbereitschaften, das den jeweiligen Patienten charakterisiert und verschiedene Ebenen verbindet, nämlich:

- die Beschwerden und Symptome, die der Patient berichtet und/oder die für den Untersucher feststellbar sind
- die äußeren Umstände und Bedingungen, unter denen diese Beschwerden aufgetreten sind (auslösende Situation)
- die inneren Voraussetzungen (Konfliktbereitschaften und strukturbedingten Vulnerabilitäten) des Patienten, die verständlich machen, warum er unter diesen speziellen Umständen zu diesem Zeitpunkt erkrankt ist (und warum die Erkrankung andauert); ggf. auch bestimmte Strategien zur Bewältigung dieser Vulnerabilitäten, die möglicherweise dysfunktional und damit selbst symptomwertig geworden sind (z. B. bestimmte Beziehungsmuster)
- die biografischen Voraussetzungen, aus denen heraus sich die Vulnerabilitäten und Bewältigungsstrategien entwickelt haben
- die Art und Weise, wie sich die durch die Auslösungssituation aktualisierte Problematik in den verschiedenen Lebensbereichen des Patienten zur Zeit darstellt
- die Art und Weise, wie sich die Problematik in der Beziehung zum Therapeuten darstellt

- die daraus resultierende therapeutische Aufgabe (Fokus) und der Plan einer Behandlung, die dieser Aufgabe gerecht wird.

4.1 Auslösende Situation

Die auslösende Situation stellt sich unterschiedlich dar, je nachdem ob es sich um eine Konflikt- oder eine Strukturpathologie handelt. Darüber hinaus finden wir Fälle, in denen die vom Patienten entwickelte Art der Bewältigung zum Problem wird, weil sie infolge von Veränderungen instabil wird oder aufgrund ihrer Dysfunktionalität selbst Störungscharakter annimmt.

4.1.1 Zur auslösenden Situation bei konfliktbedingten Störungen

Im Konfliktfall tritt ein aufgrund biografischer Erfahrungen entstandenes inneres Muster auf ein äußeres Ereignis (eine Situation, Veränderung), das dieses Muster anspricht und die damit verbundenen unbewussten Wünsche und Befürchtungen aktualisiert. Das Ereignis nimmt dabei aufgrund der unbewussten, inneren Motivlage die Bedeutung einer Versuchung oder Versagung an: Ein lange zurückgedrängter Wunsch scheint durch eine Veränderung plötzlich realisierbar zu sein, eine insgeheim gehegte Hoffnung verliert durch ein Ereignis ihre bisherige Rechtfertigung. Die Wirkmächtigkeit des äußeren Anlasses ist nach objektiven Maßstäben oft nicht nachvollziehbar und lässt sich nur vor dem Hintergrund dieser unbewussten Bedeutungszuweisungen verstehen, die im Gespräch mit dem Patienten zu erschließen sind. Mitunter führt auch eine allmähliche Entwicklung dahin, dass eine bisher gehaltene Balance schließlich verloren geht, z. B. eine wichtige Hoffnung verloren geht oder eine bislang niedergehaltene Enttäuschung aufbricht. In solchen Fällen kann das letztendlich auslösende Moment sehr geringfügig und deshalb u. U. schwer zu finden sein.

Klinisches Beispiel

Eine 54-jährige Patientin berichtet über Niedergeschlagenheit und chronische Rückenschmerzen, die vor ca. 1½ Jahren begonnen haben und für die es keine ausreichend erklärenden somatischen Befunde gibt. Im Gespräch ergibt sich, dass sie zum Zeitpunkt des ersten Auftretens der Beschwerden erfahren hatte, dass sie (aus ihrer Sicht) im Testament ihrer Eltern gegenüber dem jüngeren Bruder benachteiligt werden sollte, was sie sehr verletzte und auch noch aktuell sichtlich verbittert. Ihre heftige und anhaltende Reaktion wird aufgrund ihrer Biografie verständlich: Sie wurde von der Mutter gegenüber dem ersehnten männlichen Nachkommen immer wieder zurückgesetzt. Der Bruder nahm im Unterschied zu ihr eine schwierige Entwicklung (Alkoholprobleme, Scheidung), sodass sie sich inzwischen gleichsam rehabilitiert fühlte und insgeheim mit einer Anerkennung oder Gleichstellung durch die Mutter rechnete. Im Sinne der OPD handelt es sich um einen Versorgungs-Autarkie-Konflikt (K 3), in den sich Aspekte eines Selbstwertkonfliktes (K 4) mischen. Die Mitteilung der Eltern bedeutet eine schmerzliche Versagung, da die Patientin sich unbewusst eine Entschädigung und Wiedergutmachung für die in der Vergangenheit erlittenen Zurücksetzungen erhoffte.

4.1.2 Zur auslösenden Situation bei strukturell bedingten Störungen

Im Fall der strukturell begründeten Störung enthält das kritische Ereignis (z. B. Lebensveränderungen oder Entwicklungsaufgaben) eine neue oder veränderte Anforderung, die der Patient mit den ihm zur Verfügung stehenden strukturellen Mitteln nicht mehr bewältigen kann. Aus diesem Grund sind es oft die typischen Schwellensituationen im normalen Lebenslauf oder der Wegfall äußerer Stützen und Strukturierungshilfen, die ein strukturelles Unvermögen sichtbar werden lassen. Schwellensituationen (z. B. Aufnahme intimer Beziehungen, Auszug aus dem Elternhaus, Heirat, Geburt von Kindern, Ausscheiden aus dem Berufsleben etc.) stellen veränderte Anforderungen sowohl an die Autonomie- als auch die Bindungsfähigkeit eines Menschen, die seine strukturellen Möglichkeiten ggf. übersteigen. Der Wegfall von Stützen und Steuerungshilfen kann deutlich machen, dass das bisherige Funktionsniveau einer Person von den speziellen Bedingungen einer sie schützenden «Nische» abhängig war, nach deren Verlust bestimmte Defizite plötzlich auffällig werden. Besonders bei schweren strukturellen Störungen lassen sich ernste Probleme (z. B. selbstschädigendes Verhalten, chronische Beziehungsprobleme usw.) im Bericht des Patienten u. U. schon weit in die Vergangenheit zurückverfolgen, ohne dass es zu einem größeren Leidensdruck und einem Therapiewunsch gekommen wäre; in solchen Fällen ist zu prüfen, welche aktuellen Ereignisse und Veränderungen eine zusätzliche Anforderung mit sich gebracht haben, sodass die Möglichkeiten des Patienten nunmehr endgültig überschritten wurden.

Klinisches Beispiel

Die 24-jährige Patientin klagt über aktuelle Anfälle von Verzweiflung, Weinen-Müssen, gelegentlichen Selbstverletzungsimpulsen und abendlichen Essanfällen; es bestanden «schon immer» erhebliche Selbstzweifel, Ablehnung des eigenen Körpers, problematisch scheiternde Beziehungen. Als gelernte Erzieherin hat sie jetzt erstmals eine feste Anstellung erhalten und muss sich deshalb am neuen Ort ein Zimmer nehmen, nachdem sie bislang bei der Mutter gelebt hatte. Das Verhältnis zu der bald nach Geburt der Patientin vom Vater geschiedenen und fortan partnerlos lebenden Mutter war spannungsreich und zwiespältig, die Patientin fühlte sich für die Mutter zuständig. Jetzt spürt sie, dass sie das Alleinsein nicht aushalten kann und speziell abends unter heftigen Affektausbrüchen leidet. Bei der Arbeit fühlt sie sich kritisch angeschaut, nicht ernst genommen und übermäßig kritisiert. Symptomauslösend ist der Entwicklungsschritt der Verselbstständigung aus einer ambivalent engen Mutterbindung in das selbstverantwortete Erwachsenenleben. An dieser Stelle ist die Patientin strukturell überfordert: Die Ungetrenntheit von ihrer Mutter erlaubt keinen Abschied von Zuhause, sondern lässt das Gefühl entstehen, die Mutter dem Unglück ausgeliefert zu haben und selbst zugrunde zu gehen. Ihre mangelnde Affekttoleranz macht es ihr fast unmöglich, Spannungen des Alleinseins und der neuen beruflichen Anforderung auszuhalten.

4.1.3 Auslösende Situationen in Verbindung mit der Bewältigung bzw. Konfliktabwehr

Das auslösende Moment eines Ereignisses oder einer Veränderung kann schließlich auch darin liegen, dass eine bestimmte Form der Bewältigung nicht mehr trägt oder dysfunktional wird. Patienten entwickeln auf der Grundlage ihrer Konfliktbereitschaften und Struktureinschränkungen Bewältigungsstrategien, um ein möglichst gutes Funktionsniveau aufrechtzuerhalten. Dies betrifft u. a. den zwischenmenschlichen Bereich, in dem die Betroffenen ein möglichst hohes Maß an Befriedigung bei gleichzeitigem Schutz ihrer Vulnerabilitäten suchen.

Bewältigung ist in diesem Sinne stets eine Kompromissbildung, die auch Kosten verursacht und deshalb instabil werden kann. Diese Kosten betreffen zum einen das Selbst, wenn sich die Bewältigung vor allem an den Ansprüchen der Umwelt orientiert und die eigenen Bedürftigkeiten zurückstellt. Sie ist dann langfristig erschöpfend und kann schließlich einbrechen. Umgekehrt geht die Bewältigung zu Lasten der Umgebung, wenn der Betroffene die eigenen Ansprüche obenan stellt. Er mutet dann den anderen eine Anpassungsleistung zu, die diese u. U. nicht dauerhaft erbringen wollen. Ein Leidensdruck entsteht dann sekundär durch die Reaktion des Umfeldes. Die zuletzt genannte Variante findet man z. B. bei Persönlichkeitsstörungen, die durch stereotype, generalisiert auftretende und stark dysfunktionale Beziehungsmuster charakterisiert sind.

Klinisches Beispiel

Ein 34-jähriger Patient klagt über körpernahe Ängste und depressiv getönte Selbstzweifel. Die psychodynamische Diagnostik lässt auf der Konfliktebene vorrangig Selbstwertkonflikte und Unterwerfungs-Kontroll-Konflikte erkennen, die seine zwischenmenschlichen Beziehungen einfärben. Strukturell wird ein erheblicher Empathiemangel erkennbar, der es ihm fast unmöglich macht, seine Wirkung auf andere zu verstehen. Seine Bewältigung ist gekennzeichnet durch das Bemühen um strikte Versachlichung im beruflichen und privaten Bereich, er wirkt darin schizoid-zwanghaft. Als in der Firma ein neuer Juniorchef «alles auf den Kopf stellt» und eine langjährige Freundin, mit der er nicht zusammenwohnt, ihren Kinderwunsch zum Ausdruck bringt, reagiert der Patient mit körpernahen Ängsten.

Zusammenfassend sind bei der Untersuchung von Ereignissen oder Veränderungen, die als auslösende Bedingung einer Erkrankung infrage kommen, folgende Gesichtspunkte wichtig:

- Prüfen Sie, ob Ereignisse oder Veränderungen vor dem Hintergrund unbewusster konflikthafter Wünsche und Befürchtungen als «Versuchung» oder «Versagung» erlebt werden.

- Prüfen Sie, ob Ereignisse oder Veränderungen im Leben des Patienten Anforderungen mit sich bringen, durch die die strukturellen Fähigkeiten des Patienten überfordert werden (oder strukturelle Vulnerabilitäten berührt werden).
- Prüfen Sie, ob die vom Patienten entwickelte Form der Bewältigung/Abwehr eingebrochen ist oder selbst den Charakter einer Störung aufweist, weil sie zu nicht mehr ignorierbaren Problemen (v. a. im interpersonellen Bereich) führt.

4.2 Die diagnostische Abgrenzung von Konflikt und Struktur

In der OPD-2 wird an vielen Stellen die Bedeutung einer differenziellen Diagnose von Konflikt und Struktur betont. Beide stehen in dem dort entwickelten Verständnis in einer Ergänzungsreihe, sodass ein Überwiegen struktureller Störungsanteile die Bedeutung pathogener Konflikte für das Störungsbild relativiert, während umgekehrt das Fehlen struktureller Einschränkungen dem Konfliktgeschehen mehr Gewicht zuweist. Dieser zentrale Punkt der OPD-Diagnostik wird in den folgenden Abschnitten unter verschiedenen Gesichtspunkten beleuchtet.

4.2.1 Inhalt versus Form (Konfliktinhalt versus strukturelle Fähigkeit)

Wenn nach einem Konfliktgeschehen hinter der Symptomatik gesucht wird, richtet sich das Interesse auf einen «verborgenen» Inhalt – also auf unbewusste Wünsche und Befürchtungen (z. B. die Lust an der Kontrolle und die Angst vor der damit verbundenen Aggression und ihren Folgen) und die daraus resultierende Abwehr- und Bewältigungsbewegungen. Die sichtbaren Auffälligkeiten (Symptome, neurotische Verhaltensmuster) sind das Ergebnis eines unbewussten Prozesses, dem als Störungsursache das eigentliche diagnostische Interesse gilt. Bei strukturbedingten Störungen ist diese Suche nach einem verborgenen motivationalen Hintergrund jedoch irreführend, weil die sichtbaren Auffälligkeiten als Anzeichen nur eingeschränkt verfügbarer struktureller Funktionen selbst das Problem sind. Diagnostisch ergiebig ist deshalb nicht die Frage nach dem «Warum», sondern eine differenzierte Beschreibung der betroffenen Funktion und ihres Versagens.

Die Frage «Konflikt oder Struktur» präsentiert sich nicht selten als Unklarheit, ob der Patient etwas nicht «will» oder einfach nicht «kann». Natürlich verhält es sich immer so, dass Patienten auf die eine oder andere Weise aus eigener Kraft nicht mehr alleine weiter «können» und deshalb psychotherapeutische Hilfe suchen. Das Konfliktmodell geht jedoch davon aus, dass der Betroffene grundsätzlich das Potenzial besitzt, seinen Konflikt auf eine für ihn zuträgliche Weise zu bewältigen, daran aber durch neurotische Ängste gehindert wird. Mit dieser Vorstellung ist zugleich die Erwartung verbunden, dass er grundsätzlich in der Lage wäre, diese Ängste zu überwinden und dann seine vorhandenen Möglichkeiten besser zu nutzen. Unter der Strukturperspektive wird hingegen davon ausgegangen, dass ein Patient über bestimmte Fähigkeiten nicht verfügt und dass diese deshalb auch nicht einfach «befreit» werden können. Sie müssen sich stattdessen in einem therapeutischen Prozess entwickeln können oder durch einen bewältigenden Umgang mit der Schwäche ausgeglichen werden. Die fälschliche Annahme einer Konfliktgenese führt deshalb oft dazu, dass ein Patient durch das therapeutische Vorgehen überfordert wird.

Klinisches Beispiel

Ein zwanghaftes, rationalisierend-distanzierendes Verhalten kann Ausdruck einer Aggressionsabwehr sein (K 3), aber auch auf strukturelle Defizite in der Objektwahrnehmung (ST 1.4) und mangelnde Empathie (ST 3.6) hinweisen.

4.2.2 Mischungen auf dem Konflikt-Struktur-Kontinuum

In der klinischen Realität ist es selbstverständlich oft so, dass sich Konflikt- und Strukturaspekte mischen und miteinander interagieren. So können z. B. strukturelle Einschränkungen besonders augenfällig werden, wenn bedeutsame Konfliktthemen aktualisiert sind und dadurch intensive Anforderungen an die Regulierungsmöglichkeiten eines Patienten stellen. In anderen Fällen kann man sagen, dass eine strukturelle Einschränkung ein Konfliktlösungsmuster gleichsam «vergröbert» und dadurch besonders problematisch macht. Eine sorgsame Einschätzung der strukturellen Voraussetzungen ist jedoch gerade in diesen «gemischten» Fällen wichtig, da bei Nichtbeachtung der strukturellen Einschränkungen die Möglichkeiten eines Patienten leicht überschätzt werden und das einseitig konfliktbezogene Vorgehen ineffizient bleibt.

Klinisches Beispiel

Ein 19-jähriger Mann ist wiederholt durch Schlägereien auffällig und bereits polizeikundig geworden. Im Gespräch berichtet er mit einer gewissen Betretenheit über einen kürzlich stattgehabten Vorfall dieser Art, da er inzwischen selbst von den für ihn unangenehmen Konsequenzen seiner Ausraster beeindruckt ist und sich deshalb um Kontrolle bemüht. Bei dem Vorfall hatte er einen Mann niedergeschlagen, der nach seiner Wahrnehmung zuviel Interesse an seiner Freundin zeigte. Sein Bericht lässt erahnen, dass er sich im Grunde unsicher fühlt und deshalb gelegentlich «den Rambo spielt». Dies erklärt jedoch nicht die völlige Ungesteuertheit seiner Ausbrüche. Die eingeschränkte Selbststeuerung (ST 2.1) ist deshalb ein eigenständiges Strukturproblem neben der Selbstwert- und Eifersuchtsthematik (K 4).

Ein Konflikt überlagert ein Strukturdefizit

Eine andere Komplikation liegt vor, wenn sich ein Patient konflikthaft präsentiert, sodass die dahinter liegenden strukturellen Einschränkungen nicht sofort zu erkennen sind. Die Annahme einer Konfliktgenese liegt wie im folgenden Fall besonders dann nahe, wenn biografische Entwicklungslinien tatsächlich auf ein Konfliktthema hindeuten, dass die Störung bei genauerer Prüfung jedoch nicht wirklich erklärt.

Klinisches Beispiel

Die Entwicklung einer 24-jährigen, depressiven Patientin ist durch Misserfolge und Abbrüche im beruflichen und sozialen Bereich gekennzeichnet. In der Anamnese sticht als belastendes Ereignis hervor, dass die Patientin einige Zeit nach ihrem Abitur einen Autounfall verursachte, bei dem ein Mitfahrer ums Leben kam. Schuldthemen lassen sich auch in der übrigen Biografie eruieren, sodass es nahe liegt, eine unbewusste Tendenz zur Selbstbestrafung als Hintergrund für das private und berufliche Versagen in den vergangenen Jahren verantwortlich zu machen (Schuldkonflikt K 5). Im Verlauf der diagnostischen Phase wird jedoch immer klarer, dass die Patientin in ihrem Alltag sehr desorganisiert und mit Planungs- und Strukturierungsanforderungen jeglicher Art rasch überfordert ist.

Fremdanamnestisch ergibt sich schließlich, dass dieses Unvermögen bereits schon vor dem Unfall auffiel, zu jener Zeit jedoch durch die Außensteuerung durch Schule und Elternhaus einigermaßen kompensiert war. Rückblickend erscheint der Unfall aufgrund des ungefähren zeitlichen Zusammenfalls mit der Verselbstständigung als die entscheidende Zäsur, die von der Patientin als Erklärung für ihr Scheitern gleichsam «angeboten» wird. Strukturdiagnostisch muss aber v. a. das Unvermögen der Patientin abgebildet werden, sich zu entwerfen und sich Ziele zu setzen (Identität ST 1.3), mit Blick auf ihre Planlosigkeit außerdem Einschränkungen im Bereich der Steuerung (Antizipation ST 2.6).

Ein Konflikt wirkt strukturierend bzw. kompensiert ein Strukturdefizit

In dieser Konstellation setzen Patienten ein konflikthaft wirkendes Muster ein, wenn sie aufgrund ihrer strukturellen Vulnerabilität situativ unter Druck geraten und einzubrechen drohen. Die Patienten wirken dann u. U. oberflächlich stabiler, als es aufgrund ihrer strukturellen Fertigkeiten eigentlich zu erwarten wäre.

Klinisches Beispiel

Ein 43-jähriger, bereits berenteter Patient mit schweren strukturellen Einschränkungen im Bereich der Identität, Affektdifferenzierung, Affekttoleranz, Objektwahrnehmung und Antizipation schildert ein stark reduziertes äußeres bzw. soziales Leben. Die Therapeutin bringt er mitunter durch ein verbal oder szenisch übergriffiges und anzügliches Verhalten unter Druck, das besonders in Momenten auftritt, in denen Defizite berührt werden und er in eine ohnmächtige Position zu geraten droht. Der Patient wirkt darin einerseits kontrollierend (im Sinne eines Kontrolle-Unterwerfungs-Konflikts K 2), aber auch histrionisch, machohaft-werbend (im Sinne eines ödipalen Konflikts K 6). Er bewirkt in der Gegenübertragung der Therapeutin Impulse, sich massiv abzugrenzen und ihm seine unbewussten Bedürfnisse zu deuten. In der Selbstreflexion wird der Therapeutin jedoch deutlich, dass der Patient weniger konflikthafte Impulse auf sie richtet, sondern sich selbst damit zu schützen und zu stabilisieren versucht. So gelingt es, eine Empathie für die zugrunde liegende Brüchigkeit und Ohnmacht des Patienten zu entwickeln und die Antwort angemessen zu dosieren.

Ein Strukturdefizit fungiert als Konfliktabwehr

Der umgekehrte Fall liegt vor, wenn die Auseinandersetzung mit einem Konfliktthema regressiv vermieden und dies mit dem (eventuell demonstrativen) Vorweisen eines strukturellen Unvermögens gleichsam «gerechtfertigt» wird.

Klinisches Beispiel

Ein 26-jähriger Patient mit einem von Brüchen gekennzeichneten beruflichen Werdegang wird vor einer Prüfung von panischen Affekten geflutet und erwirkt eine Krankschreibung bei seinem Hausarzt, der ihn zum Psychotherapeuten schickt. Der Patient betont sein Erleben der affektiven Überforderung in schwierigen Lebenssituationen (und damit eine scheinbare strukturelle Einschränkung seiner Affekttoleranz). Anamnestisch wird jedoch eine starke Mutterbindung des Patienten nach Scheidung der Eltern und seine Position als verwöhnter Ersatzpartner erkennbar. Der Therapeut gelangt zu der Einschätzung, dass der Patient seine scheinbar strukturelle Einschränkung zur Abwehr seiner ödipalen Konfliktthematik (K 6) einsetzt. Der Therapeut wird in dieser Annahme dadurch bestätigt, dass sich der Patient, auf seine männliche Identitätsthematik angesprochen, stabilisiert.

4.2.4 Therapeutische Überschätzung von Patienten mit eingeschränktem Strukturniveau

Im Vorausgehenden wurden verschiedene Beispiele dafür gegeben, wie Konflikte ein Strukturdefizit verdecken, überlagern oder kompensieren können. Das betrifft in der Regel Patienten mit ausgeprägten strukturellen Einschränkungen (gering integriert oder gering bis desintegriert) nicht, weil deren aktuelle Probleme diagnostisch unübersehbar auf strukturelle Schwierigkeiten der Steuerung des Affekterlebens und der Beziehungsgestaltung hinweisen. Therapeutische Missverständnisse gibt es am ehesten bei solchen Patienten, die zwar strukturell beeinträchtigt sind (Gesamtstrukturniveau 2,5, d. h. mäßig bis gering integriert), die aber in ihrem Selbstverständnis (und im Verständnis ihrer Therapeuten) unter habituellen neurotischen Konflikten leiden und diese in den Vordergrund ihres Behandlungswunsches stellen. Die schützende und oft geradezu identitätsstützende Funktion dieser Kon flikte wurde am Anfang dieses Kapitels beschrieben. Da Therapeuten verständlicherweise dazu neigen, bei ihren Patienten des Beste anzunehmen, kann es geschehen, dass sie das scheinbar sehr reflektierte und sprachlich differenzierte Angebot der Patienten annehmen und sich mit ihren Konflikten beschäftigen, den biografischen Hintergrund beleuchten und die Auswirkung auf die gegenwärtige Situation, einschließlich der Übertragungsbeziehung, reflektieren. Das führt jedoch zu keiner therapeutischen Veränderung, wenn die zugrundliegenden strukturellen Defizite ein wirkliches, mentalisiertes Selbstverständnis und eine emotional getragene therapeutische Beziehung unmöglich machen. Die Patienten wurden in ihren therapeutischen Möglichkeiten überschätzt. Eine psychodynamische Behandlung endet u. U. ohne Effekt. Bei einer analytischen Psychotherapie besteht das Risiko, dass die Patienten, die sich intensiv bemüht haben, ihre vom Analytiker gedeuteten Konflikte zu verstehen, am Ende das Gefühl haben, versagt zu haben oder aber das Gute der Therapie noch nicht bekommen zu haben. So entsteht u. U. die gemeinsame Lösungsidee, frequenter und länger am gleichen Thema weiterzuarbeiten, was einen Erfolg nicht wahrscheinlicher macht. Die pragmatische Lösung für Therapien, die nach der Hälfte der verfügbaren Zeit noch keine verändernde Wirkung zeigen, ist es, das zugrundgelegte psychodynamische Konzept kritisch zu reflektieren und ggf. Setting und Vorgehensweise auf die bis dahin übersehenen strukturellen Defizite auszurichten.

4.3 Beziehungsmuster als Bewältigung von Konflikt und Struktur

Repetitive dysfunktionale Beziehungsfiguren sind ein wesentlicher Aspekt psychischer Störungen und stehen nicht selten sogar im Mittelpunkt der vom Patienten vorgetragenen Klage, z. B. wenn es um das wiederholte Scheitern von Beziehungen nach dem immer gleichen Muster geht. Während ein Teil der Betroffenen unter solchen dysfunktionalen Beziehungsmustern leidet, erlebt ein anderer das eigene Beziehungsverhalten als unproblematisch und gerät erst sekundär aufgrund des Scheiterns in interpersonellen Situationen unter Druck.

Dysfunktionale Beziehungsmuster sind im Verständnis der OPD grundsätzlich adaptive Leistungen und Abwehrleistungen, mit denen sich Patienten um eine Bewältigung sowohl ihrer Konfliktneigungen als auch ihrer strukturellen Vulnerabilitäten bemühen. Ziel ist es dabei, Beziehungen so zu steuern, dass ein möglichst hohes Maß an Befriedigung interpersoneller Bedürfnisse bei gleichzeitig ausreichendem Schutz für das Selbst erreicht wird. Das resultierende Beziehungsverhalten kann deshalb als Kompromissbildung zwischen (unbewussten) Wünschen und Befürchtungen und deren Abwehr verstanden werden. Die Art der Befürchtungen kann sich jedoch stark unterscheiden, je nachdem ob es um eine primär konflikt- oder strukturbedingte Störung geht. Im Konfliktfall ist ein Wunsch innerlich direkt mit der Befürchtung verbunden, dass das Objekt den Wunsch enttäuschen oder sanktionieren könnte; im Falle strukturbedingter Störungen betrifft die Befürchtung vor allem oder zusätzlich die Möglichkeit, dass der Patient emotional in eine Beziehung involviert werden und seine strukturellen Fähigkeiten dadurch überfordert werden könnten. Dies wollen wir nachfolgend näher erläutern, wobei wir uns an dem interpersonellen Schema der OPD-Beziehungsdiagnostik (**Abbildung 4-1**) orientieren.

4.3.1 Dysfunktionale Beziehungsmuster als Konfliktbewältigung

Im Falle der Konfliktbewältigung wird das dysfunktionale Beziehungsmuster durch den konfliktbezogenen Wunsch des Patienten und die damit verkoppelten Befürchtungen bestimmt, dass eine ablehnende, enttäuschende oder gar strafende Antwort des Gegenübers folgen könnte. Das Beziehungsangebot des Patienten (Abbildung 4-1) enthält deshalb neben jenen Signalen, die den Wunsch zum Ausdruck bringen, weitere Anteile, mit denen er sich bereits gegen die erwartete negative Antwort schützt. Diese (vorwegnehmende) Reaktion kann ganz unterschiedlicher Art sein: Der Patient kann etwa seinen Wunsch reaktionsbildend zurücknehmen oder mit besonderer Penetranz vortragen; er kann sich enttäuscht zurückziehen oder sich durch Angriff und Entwertung für die erwartete Enttäuschung revanchieren.

Durch diese Schutzmaßnahme wird das Gegenüber in der Art einer sich selbst erfüllenden Prophezeiung paradoxerweise oft gerade zu jener enttäuschenden Antwort verleitet, vor der sich der Patient eigentlich

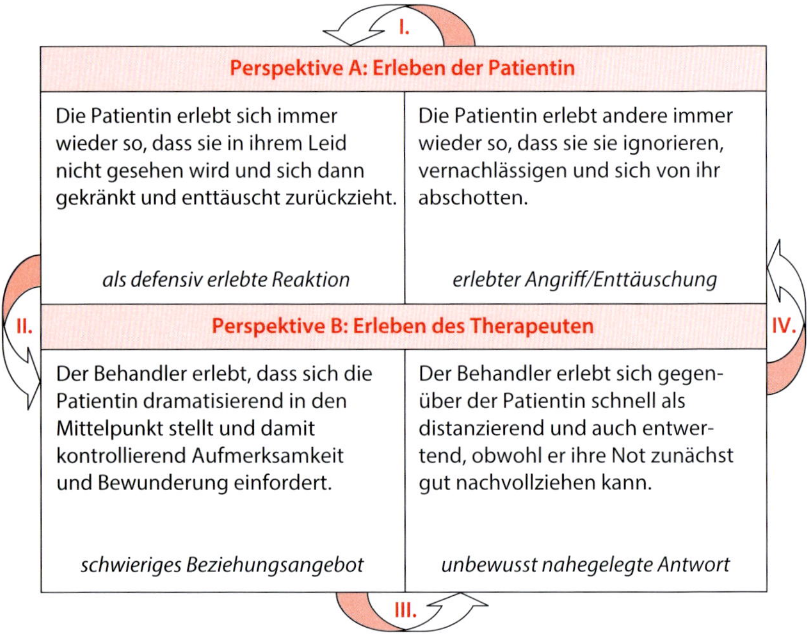

Abbildung 4-1: Illustration des Fallbeispiels im 4-Felder-Schema der OPD-Beziehungsachse

schützen möchte. So kann sich das Gegenüber z.B. deshalb reserviert zeigen, weil der Patient aufgrund einer befürchteten Zurückweisung scheinbar Desinteresse zeigt. Die Gefahr eines malignen Zirkels (Abbildung 4-1) ist in solchen Fällen groß, zumal die Wahrnehmung des Patienten selektiv und mit erhöhter Empfindlichkeit auf jene Botschaften ausgerichtet ist, die die negative Erwartung bekräftigen. Auch gering-

Klinisches Beispiel für Abbildung 4-1
Eine Patientin mit histrionischem Auftreten (Selbstwertkonflikt K 4, ödipale Konflikte K 6) trägt ihre Symptomklagen immer wieder mit einer übertrieben wirkenden Dramatik vor, weil sie befürchtet, dass ihre Not nicht ausreichend gesehen wird. Ihr Verhalten bewirkt jedoch gerade, dass andere sie nicht ernst nehmen und auf Abstand halten, was ihre Klagen wiederum fördert und intensiviert.

fügige Anzeichen z. B. für eine Zurückweisung unterstützen daher die Befürchtungen des Patienten, der sich in seinem nachfolgenden Beziehungsverhalten u. U. noch defensiver einstellt.

4.3.2 Ein strukturelles Unvermögen «vergröbert» das Beziehungsmuster

Die Beziehungen können in diesem Fall ebenfalls durch ein Konfliktthema mit spezifischen Wünschen und Befürchtungen geprägt sein, sind jedoch zusätzlich durch Verhaltensweisen auffällig, die auf das Vorliegen struktureller Einschränkungen hindeuten. Die strukturellen Schwierigkeiten beeinträchtigen die *Form*, in der die Konfliktspannung in interpersonellen Situationen verarbeitet wird; sie treten deshalb hervor, wenn das *Wie* der interaktionellen Abläufe untersucht wird, während sich das Konfliktthema besser erschließt, wenn man auf den *Inhalt* des Beziehungsgeschehens achtet, d. h. nach den zugrunde liegenden Wünsche und Befürchtungen (Frage nach dem *Warum*).

Das Beziehungsangebot des Patienten ist also, wie beim Prinzip der Konfliktbewältigung, inhaltlich durch die eigenen Wünsche und die befürchteten negativen Antworten des Objekts darauf abgestimmt. In dieser inneren Anspannung fällt das vorwegnehmend defensive Beziehungsangebot jedoch u. U. abrupter, heftiger und irritierend aus, wenn die begleitenden Affekte nicht ertragen werden und impulsive kommunikative Handlungen auslösen (Affekttoleranz, Impulssteuerung: ST 2.1, ST 2.2). Belastet werden darüber hinaus diejenigen strukturellen Funktionen, die zum Einsatz kommen, wenn das Selbst sich orientiert und auf das Gegenüber ausrichtet, Kontakt aufnimmt und die Interaktion steuert (Kommunikation, Steuerung der Beziehung zum Gegenüber ST 3, ST 2.4 bis 2.6). Das Gegenüber wird durch das schwierige Beziehungsverhalten des Patienten unter Druck gesetzt, das interpersonelle Geschehen durch beschwichtigende und gegensteuernde Interventionen mitregulieren zu müssen. Ohne diese Bemühung kommt es leicht zu Entgleisungen in der Interaktion, d. h. zur aggressiven Eskalation, zum Rückzug und schließlich zum Beziehungsabbruch.

Das Objekterleben (**Abbildung 4-2** oben rechts) des Patienten ist durch jene strukturellen Fähigkeiten bestimmt, die die «Objektwahrnehmung» und die «Empathie» betreffen (ST 1.4 bis 1.6, ST 3.6). Bei

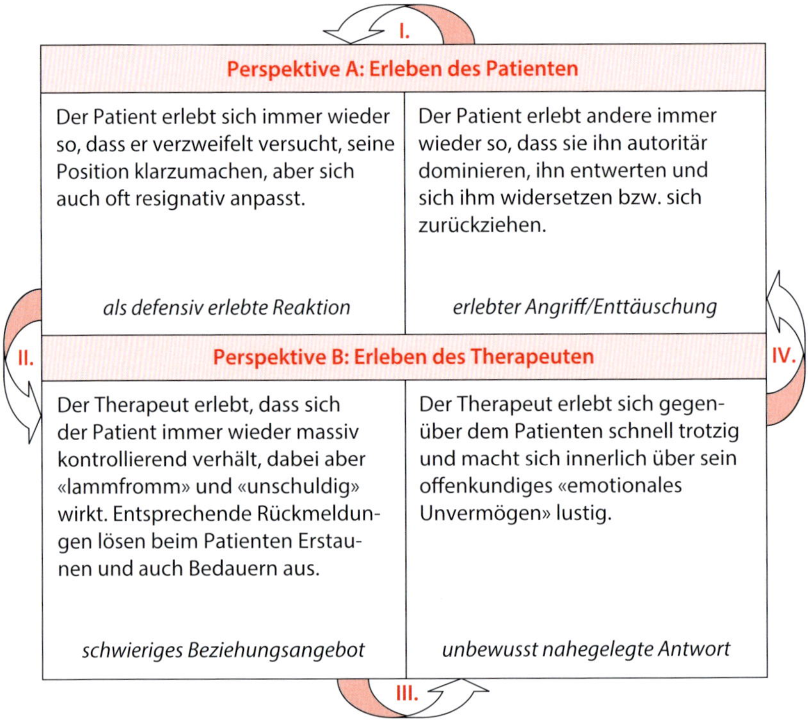

Abbildung 4-2: Illustration eines Patienten mit einem Kontrolle- vs.-Unterwerfungs-Konflikt und strukturellen Defiziten im Bereich der Empathie im 4-Felder-Schema der OPD-Beziehungsachse

defizitärer Ausstattung verfügt der Patient über reduzierte Möglichkeiten, seine impliziten Vorannahmen zum Objekt zu überprüfen und zu korrigieren. Dies ist besonders dann fatal, wenn dysfunktionale Konfliktbereitschaften zu einer verzerrten Wahrnehmung des Gegenübers disponieren. Der Patient ist durch die strukturell eingeschränkte Objektwahrnehmung gleichsam noch stärker in der Welt seiner inneren Überzeugungen (bezogen auf eine negative Reaktion des Gegenübers) gefangen, wodurch er für korrigierende Rückmeldungen schwerer zu erreichen ist.

Das Selbsterleben des Patienten schließlich kann durch Defizite in den Bereichen der «Selbstwahrnehmung» und die «Kommunikation nach innen» beeinträchtigt sein (ST 1.1 bis 1.3, ST 3.1). Das bedingt u. U., dass die Folgen von Beziehungsabbrüchen oder misslungenen Interaktionen im Selbsterleben nicht angemessen repräsentiert sind, weshalb die normalerweise durch solche Fehlschläge ausgelösten Gefühle und Selbstzweifel nicht für eine Selbstkorrektur zur Verfügung stehen.

Klinische Beispiele für Abbildung 4-2

Grundsätzlich sind hier jene Patienten angesprochen, bei denen der Therapeut erlebt, dass er für das Gelingen der Aufnahme und Aufrechterhaltung der Kommunikation den Hauptteil der Verantwortung tragen muss, weil der Patient es selbst einfach «nicht besser kann.» Davon zu unterscheiden sind z. B. Beziehungsangebote als Ausdruck einer unbewussten Konfliktspannung, bei denen es ein Patient zwar von seinen strukturellen Möglichkeiten her wohl besser könnte, dies jedoch aus seiner inneren Motivlage heraus nicht will. Dies lässt sich gut am Beispiel der Fähigkeit zur Empathie erläutern: Ein Empathiemangel (ST 3.6) kann (z. B. bei schizoiden Störungen) die Folge einer echten strukturellen Einschränkung sein, sodass der Patient sich tatsächlich nicht gut in andere einfühlen kann. Beim aktiven Modus des Schuldkonfliktes (K 5) kommt es jedoch auch vor, dass ein Patient die Empathie für andere gleichsam verweigert, um sich nicht verantwortlich bzw. schuldig fühlen zu müssen.

4.3.3 Das Beziehungsmuster schützt strukturelle Vulnerabilitäten

Strukturelle Probleme lassen sich nicht nur unter dem Aspekt der eingeschränkten Fähigkeit betrachten, sondern auch unter dem der strukturbedingten Vulnerabilität. Strukturelle Vulnerabilitäten werden berührt, wenn sich der Betroffene auf Beziehungen einlässt und emotional involviert. Dann existiert neben einem Beziehungswunsch eine Bedrohung, die die Annäherung an das Objekt behindert. Der Patient fürchtet z. B., dass er die eigenen Grenzen zum Objekt nicht aufrechterhalten könne, dass er sich selbst verlieren, im Fall einer Zurückweisung wie «vernichtet» sein oder die Kontrolle über eigene Affekte verlieren könne (Identität ST 1.3, Selbst-Objekt-Differenzierung ST 1.4, Selbstwert- und Affektregulierung, ST 2.2 und 2.3). Das resultierende Beziehungsangebot dient deshalb dem *Schutz* der betreffenden Vulnerabilität.

Der dysfunktionale Zirkel lässt sich im Fall des Vulnerabilitätsschutzes wie folgt beschreiben (**Abbildung 4-3**): Das Beziehungsangebot des Patienten wird bestimmt durch seine Beziehungswünsche und anderer-

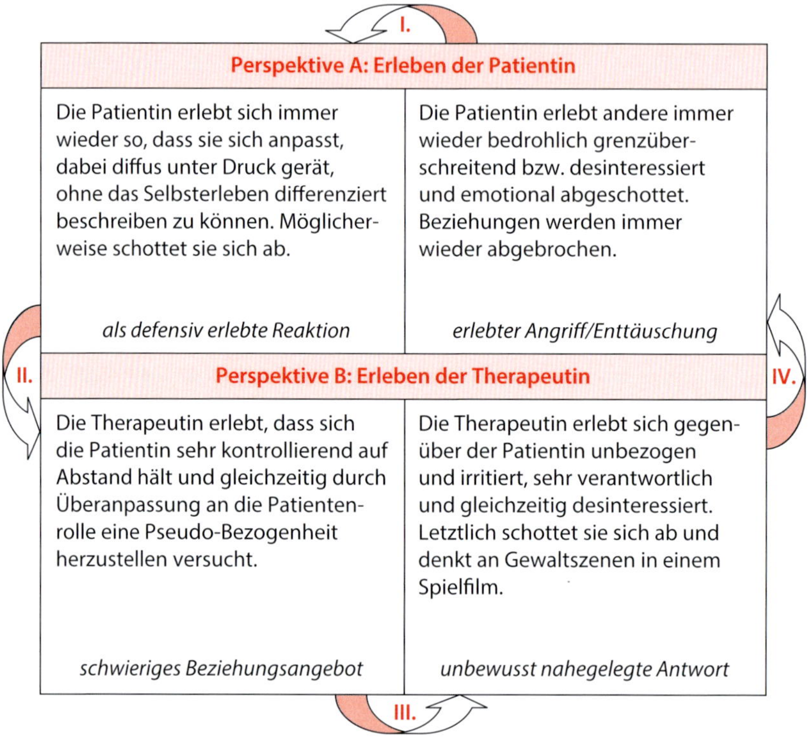

Abbildung 4-3: Illustration des Fallbeispiels im 4-Felder-Schema der OPD-Beziehungsachse

seits durch die Befürchtung, dass im Zuge der Annäherung an das Objekt strukturell vulnerable Stellen berührt werden könnten. Im Unterschied zum Konfliktfall entsteht die Befürchtung also nicht durch die Erwartung, dass das Objekt auf einen bestimmten Wunsch ablehnend reagieren könnte, sondern dass gerade umgekehrt eine *resonante* Antwort des Gegenübers das Selbst involvieren und dabei überfordern könnte. Die Ängste betreffen somit vor allem eine mögliche Gefährdung des *Selbst.* Das Beziehungsangebot des Patienten reagiert – analog zum Konfliktmodus – vorwegnehmend auf diese erwartete Bedrohung. Es ist vor allem defensiv und von dem Bemühen bestimmt, das Objekt bzw. das Verhältnis zum Objekt so zu steuern, dass die Situation für das Selbst erträglich bleibt. Dies geschieht dadurch, dass die bedrohlichen Aspekte des anderen – seine Mächtigkeit, sein Anderssein, seine Bedeutung – real oder im inneren Erleben verändert werden. Zu diesem Zweck können z. B. alle möglichen Formen der äußeren und innerlichen Distanzierung, der Kontrolle und der Entwertung eingesetzt werden.

Die *Antwort des Gegenübers* wird wiederum durch jene Anteile des Beziehungsangebots bestimmt, mit denen der Patient sich zu schützen versucht. Ein distanzierendes Verhalten verführt dazu, den Patienten aus dem Kontakt zu entlassen. Ein von Kontrolle und Entwertung geprägtes Beziehungsangebot legt nahe, sich zu entziehen oder aber dagegen zu halten – mit dem Risiko der Eskalation. Paradoxerweise unterstützen jedoch auch jene Reaktionen des Objekts das dysfunktionale Muster, die den Beziehungswunsch positiv beantworten: Sie involvieren den Patienten zusätzlich, machen ihn dadurch schutzlos und fordern eine noch intensivere Gegenwehr (Kontrolle, Distanzierung, Entwertung) heraus. Infolgedessen entsteht eine irritierende und paradoxe Situation für das Gegenüber, das sich widersprüchlichen und unvereinbaren Erwartungen ausgesetzt fühlt. Therapeuten kennen diese Situation z. B. von Patienten, die durch ihre Verlorenheit in der Gegenübertragung stark fürsorgliche Gefühle wecken, sich durch ein engagiertes Beziehungsangebot jedoch bedroht fühlen und deshalb nicht selten aus dem therapeutischen Kontakt flüchten. Solche dysfunktionalen Zirkel sind besonders in längeren analytischen Psychotherapien zu beobachten.

Klinische Beispiele für Abbildung 4-3

Eine Patientin des eben beschriebenen Typs, die Nähesituationen selbst als diffusängstigend beschreibt (mit der Angst sich darin selbst zu verlieren und nicht mehr spüren zu können; Selbst-Objekt-Differenzierung ST 1.4, Identität ST 1.3), antwortet auf eine entsprechende Nachfrage der Therapeutin, das aktuelle Gespräch sei für sie wegen seines professionell Charakters kein Problem, denn da könne sie «eine natürlich Distanz» wahren. Im Gespräch wirkt sie oberflächlich zugewandt und engagiert, im Nachklang jedoch fassadär und affektiv entfernt.

4.3.4 Schlussfolgerung für die Handhabung der therapeutischen Beziehung: Was intendiert der Patient aktiv, was erleidet er passiv?

Diese Frage ist geeignet, die eben vorgenommenen Unterscheidungen problematischer Beziehungsgestaltungen mit einer jeweils angemessenen therapeutischen Haltung und einem dazu passenden Therapieplan zu verbinden. Die Haltung eines Therapeuten wird nämlich wesentlich davon mitbestimmt, wie er das problematische Beziehungsverhalten eines Patienten interpretiert und welche Ursachen und Absichten er ihm zuschreibt.

Hinter einem schwierigen Beziehungsverhalten mit konflikthaftem Hintergrund steht immer eine unbewusste Intention (und deren Abwehr), weshalb die Frage nach verdeckten Motiven und Befürchtungen therapeutisch sinnvoll ist. Dem Patienten kann eine Verantwortung für sein Verhalten grundsätzlich unterstellt werden, auch wenn er diese noch nicht erlebt und erst im Verlauf einer Behandlung schrittweise übernehmen wird. Der Patient soll durch die Therapie gleichsam zu dem (bewusst agierenden) Regisseur seines Dramas werden, der er (unbewusst) im Grunde schon ist. Bei der Beschreibung der Beziehungs- und Übertragungsdynamik sind deshalb Formulierungen möglich und u. U. notwendig, die das Beziehungsangebot des Patienten und dessen Auswirkungen als etwas von ihm unbewusst Beabsichtigtes darstellen.

Wenn ein strukturelles Unvermögen ein Beziehungsmuster «vergröbert», dann bedeutet dies, dass der Patient seine interpersonellen Probleme nicht «absichtsvoll» erzeugt (d. h. auch nicht unbewusst), sondern es «nicht besser kann» (d. h. «sie passieren ihm»). Dieses Unvermögen angemessen zu berücksichtigen und von (bewusst oder unbewusst) intendierten Herausforderungen zu unterscheiden ist eine wichtige Aufgabe, die durch den Therapeuten beständig neu geleistet werden sollte. Der Gewinn liegt in einer fürsorglicheren Einstellung gegenüber den Defiziten des Patienten und einer dadurch ermöglichten therapeutischen Haltung, die die Strukturentwicklung fördert.

Wenn die Beziehungsgestaltung vor allem dem Schutz einer Vulnerabilität dient und die Brüchigkeit des Patienten deutlich spürbar ist, ist eine strukturbezogene Haltung einfach zu finden. Die problematischen

Beziehungsangebote präsentieren sich dann als defensive Maßnahme. Die primäre Intention des Patienten gilt dem Schutz des Selbst, nicht dem Gegenüber. Unter einer strukturbezogenen Perspektive sind infolgedessen Formulierungen zu vermeiden, die das Beziehungsangebot des Patienten so darstellen, als würden diese einer objektgerichteten (z. B. destruktiven) Intention entspringen, ohne auf ihre defensive Funktion zu verweisen.

4.4 Biografische Aspekte der Psychodynamik

Das biografische Verständnis des Patienten liefert einen wesentlichen Beitrag zur psychodynamischen Fallformulierung insofern, als wir die Grundmuster im Erleben und Verhalten des Patienten aus seinen lebensgeschichtlichen Erfahrungen rekonstruieren können: Die früh erlebten konflikthaften Beziehungen als Matrix der heute aktualisierten Konflikte, die beeinträchtigten frühen Entwicklungsbedingungen als Voraussetzung für heute bestehende strukturelle Einschränkungen, die lebenslangen Verarbeitungsbemühungen im Sinne von Abwehr und Bewältigung als Grundlage der heute charakterlich verankerten Muster, des Selbstverständnisses und der Beziehungsgestaltung.

Der biografische Zugang erfolgt innerhalb der diagnostischen Erstgespräche (vgl. Kapitel 3) als «biografische Anamnese», d. h. als ein systematischer Blick auf die Lebensgeschichte des Patienten, so wie er z. B. von Dührssen (2011) beschrieben wurde. Die biografische Anamnese gibt zum einen Aufschluss über die äußeren Bedingungen und Belastungen, unter denen sich ein Patient entwickelt hat, zum anderen über die inneren Bedeutungen, die er diesen Umständen zugewiesen hat und die er in ähnlicher Weise aktuellen Ereignissen zuweist. Die Schilderung der Lebensumstände vermittelt einen Eindruck von den objektiven Anforderungen, mit denen sich der Patient auseinandersetzen musste, während wir gleichzeitig seine Perspektive einnehmend miterleben können, mit welchen Wünschen und Befürchtungen er diesen Gegebenheiten begegnet ist und was er daraus gemacht hat. Gerade dieser doppelte Blick auf die Biografie lässt die zentralen Themen plastisch hervortreten, die das Leben des Patienten sowie die idiosynkratischen Muster seines Lebens und Verhaltens bestimmen und die in der OPD-2 abgebildet werden. Die realen Fakten der biografischen Entwicklung sind für sich alleine genommen, ohne das subjektive Erleben des Patienten, noch wenig aussagekräftig. Umgekehrt fehlt der Erlebensperspektive des Patienten eine Verankerung in der realen Welt, wenn der Bericht keine äußeren Szenarien erkennen lässt, die die Bezugspunkte seiner Bedeutungszuweisungen bilden. Im einen Falle fehlt die subjektive Antwort des Patienten auf seine realen biografischen Gegebenheiten, im anderen Falle verschwindet die äußere Realität zugunsten einer ausschließlichen Fokussierung auf die innere Welt des Patienten.

Bei Patienten mit relativ gutem Strukturniveau lässt sich das Thema der heute aktualisierten Konflikte und der dysfunktionalen Beziehungsgestaltung oft recht gut auf konflikthafte biografische Beziehungserfahrungen beziehen (und u. U. als deren Abwehr oder Bewältigung verstehen). Beides wird auch in der Übertragungs-/Gegenübertragungssituation spürbar. Die Exploration von Schwellensituationen (Einschulung, Aufnahme von Beziehungen außerhalb der Familie und zum anderen Geschlecht, Verselbstständigung, berufliche Etablierung, Eheschließung, Geburt der Kinder etc.) ist lohnend für ein Verständnis der möglichen Konfliktdynamik, aber auch für eine Einschätzung der Stabilität/Vulnerabilität der Struktur.

Bei Patienten mit ausgeprägten strukturellen Einschränkungen kann sich die diagnostische Situation schwieriger gestalten. Unter Umständen wird weder die äußere aktuelle Realität noch die reale biografische Situation deutlich erkennbar und erst recht nicht ihre subjektive Bedeutung verstehbar. Es erscheint wenig zweckmäßig, dies als Ausdruck einer Amnesie des Patienten oder einer tief greifenden Abwehrhaltung zu verstehen. Wir müssen vielmehr davon ausgehen, dass strukturell gestörte Patienten über wenig narrative Repräsentanzen ihrer biografischen und aktuellen Situation verfügen und daher kein anschauliches Bild davon vermitteln können. Selbst wenn sich reale Belastungen abzeichnen (z. B. Suchterkrankung der Eltern, Verlust der Eltern, Vernachlässigung etc.), können wir angesichts struktureller Einschränkungen des Patienten nicht erwarten, etwas über die inneren Bedeutungen zu erfahren, die biografische Ereignisse für den Patienten haben können. Das Bild der Belastungsereignisse trägt freilich zur Stimmigkeit des klinischen Gesamtbildes bei. In dieser Situation kann es zweckmäßig sein, den Patienten quasi «fremdanamnestisch» auf Dritte, z. B. Angehörige, zu verweisen, die ihm schildern können, was sie von seiner frühen Situation wissen.

Des Weiteren lässt ein diagnostischer Blick auf die oben genannten Schwellensituationen des Lebens häufig erkennen, dass strukturell gestörte Patienten speziell an diesen Entwicklungsaufgaben scheitern. Eine für das biografische Verständnis struktureller Störungen besonders relevante Situation ist die Erfahrung des Patienten in den Umbruchsphasen von Pubertät und Adoleszenz. Je ausgeprägter die strukturelle Störung ist, desto größer ist die Wahrscheinlichkeit, dass in diesen Entwicklungsperioden deutliche Auffälligkeiten sichtbar werden, z. B. das Erleben des Andersseins, des Außenseiterseins, die Zugehörigkeit zu problematischen Gruppierungen, risikoreiches, selbstschädigendes oder delinquentes Verhalten, Suchtmittelmissbrauch usw.

Gegebenenfalls müssen wir vorläufig auf biografische Ableitungen der strukturellen Störung ganz verzichten. Unter dieser Voraussetzung ist es zweckmäßig, sich auf das aktuelle Verhalten und Erleben des Patienten zu konzentrieren. Hier gilt es, mit dem Patienten gemeinsam abzuklären, wie es um seine strukturellen Fähigkeiten bestellt ist, seine Fähigkeit zur Affektwahrnehmung, Affektdifferenzierung, Affekttoleranz, Kommunikation, Empathie usw. Diese Aspekte lassen sich im direkten Gespräch erstaunlich gut erfassen und an Beispielen verdeutlichen, sodass ein plausibler Eindruck vom Strukturniveau und von den speziellen strukturellen Einschränkungen entsteht (vgl. Interview 2 in Kapitel 3).

Das diagnostische Gespräch generell und speziell die Klärung biografischer Lebensbedingungen und Erfahrungen hat erhebliche therapeutische Implikationen. In dieser Situation versucht jemand, sich ansatzweise über die eigene Person und das eigene Leben klar zu werden (unter oft heftiger emotionaler Beteiligung), oder er versucht, die sichtbar werdende Wirklichkeit seines Lebens und Erlebens vor sich selbst und dem Untersucher zu verbergen. Es ist ein Ringen um Vertrauen und Sich-anvertrauen-Können und darin ein erster wichtiger therapeutischer Schritt. Andererseits muss sich der Therapeut auch bewusst sein, dass gewisse Defizite in der Beziehungsgestaltung (vgl. Kapitel 4.4.3) manchmal erst im Laufe eines therapeutischen Prozesses erfasst werden können.

4.5 Exkurs: Traumabezogene Störungen

Mit konflikthaften und strukturellen Störungen werden Formen psychischer Fehlentwicklung beschrieben, die als Disposition zu späteren Erkrankungen gleichsam bereitliegen, durch Abwehr und Bewältigungsmuster zeitweise stabilisiert werden und schließlich unter dem Druck aktueller Lebensumstände und Entwicklungsaufgaben dekompensieren und dann in unterschiedliche Symptombildungen münden. Mit der Konzeption von Trauma und Traumafolgestörung wurde eine weitere, ganz anders aufgebaute Modellvorstellung von psychischen Störungen entwickelt und von psychodynamischen Therapeuten aufgegriffen. Ausgehend von dem klinischen Bild der posttraumatischen Belastungsstörung und den vielfältigen Erscheinungsbildern der Traumafolgesymptomatik richtete sich das theoretische Interesse auf die Frage, wie Extrembelastungen und -erfahrungen psychisch verarbeitet werden.

Als psychische Traumatisierung gilt der Einbruch von existenzbedrohenden, emotional überflutenden, kognitiv nicht verstehbaren und physiologisch nicht regulierbaren Erfahrungen in eine bereits gestaltete Persönlichkeit (erwachsen, jugendlich oder kindlich), die bis dahin entweder ganz unauffällig war oder bereits konflikthafte oder strukturelle Störungsanteile aufwies. In der Pathogenese der Traumafolgestörung steht die psychische Nicht-Verarbeitung von überflutenden Erlebnissen im Vordergrund. Wenn eine Verarbeitung stattfindet, werden emotionale Erfahrungen in lang dauernden, zirkulären Vorgängen allmählich von den anfänglich heftigen Affekten gelöst, zum ggf. erinnerbaren Bestandteil der eigenen Vergangenheit gemacht und in den Hintergrund des bewussten Erlebens verschoben (z. B. im Vorgang des Betrauerns). Im Unterschied dazu bleiben die nicht verarbeiteten, traumatischen Erfahrungen in einem On-off-Muster: Sie sind entweder völlig ausgeblendet oder in voller emotionaler Wucht präsent und ohne ein Gefühl der Distanzierung ganz oder in Bruchstücken aktualisiert. Die

Pathogenese liegt im dissoziativen «Leermachen» einerseits und im «Geflutetwerden» andererseits sowie in vielfältigen reflektorischen Bemühungen, diese «emotionale Achterbahnfahrt» durch Rückzug und soziale Vermeidung zu umgehen.

Klinisches Beispiel

Eine 42-jährige Außendienstmitarbeiterin, die viel mit dem Auto unterwegs ist, gerät auf der Autobahn, ausgelöst durch einen auffahrenden LKW, in eine Massenkarambolage. Sie selbst bleibt, im Unterschied zu anderen, unverletzt, muss jedoch längere Zeit in dem eingeklemmten Auto ausharren, wobei ihre größte Befürchtung ist, dass Feuer ausbrechen könnte. Zehn Tage nach dem Unfall nimmt sie ihre Reisetätigkeit wieder auf («da muss man durch»). Als vier Monate später in einem Kreisverkehr ein PKW bei ihr auffährt, ohne größeren Schaden hervorzurufen, erleidet sie «einen Zusammenbruch» und fühlt sich fortan außerstande Auto zu fahren; in nächtlichen Albträumen «steht alles in Flammen» und sie ist dem Geschehen hilflos ausgeliefert.

Aus der biografischen Anamnese ergeben sich in diesem Beispiel keine Hinweise auf repetitive, dysfunktionale Konflikte oder signifikante strukturelle Einschränkungen. Im Sinne der OPD handelt es sich auch nicht um einen Aktualkonflikt, da die Symptome der Traumafolgestörung mit Intrusionen, Vermeideverhalten und Hyperarousal klar im Vordergrund stehen.

In anderen Fällen liegen die Dinge komplizierter. Denn grundsätzlich kann eine Akuttraumatisierung im Erwachsenenalter vorliegende neurotische Konflikte (bzgl. Schuld, Scham, Aggressionsproblematik) aktualisieren oder auch vorliegende strukturelle Schwächen überfordern (z. B. bei bereits bestehender Borderline-Stuktur). Darüber hinaus kann es in der Folge einer Traumatisierung sekundär zur Herausbildung struktureller Defizite kommen, die mit der OPD gut beschrieben werden können. In diesem Fall würden wir den Einbruch in das strukturelle Gefüge jedoch ebenfalls als eine Traumafolgestörung und nicht als strukturelle Entwicklungsstörung zu verstehen haben.

Wie verhalten sich die Konzepte der strukturellen Entwicklungsstörung und der Komplextraumatisierung zueinander? Die Komplextraumatisierung ist noch nicht als eigenständige Diagnose in den Klassifikationssystemen vertreten; ihr wird aktuell der «Forschungsstatus» zugeschrieben. Als ätiologische Kategorie reduziert «Komplextraumatisierung» das Vorliegen einer Vielzahl ungünstiger biografischer Belastungsfaktoren summarisch auf einen Begriff, schafft aber durch die damit zwangsläufig verbundene diagnostische Unschärfe neue Schwierigkeiten. Eine oft problematische Nebenwirkung dieses Ansatzes liegt darin, dass dem Patienten u. U. eine «Opferidentität» vermittelt wird, wenn die Behandlung auf den Tatbestand der traumatischen Belastung besonders fokussiert und eine dementsprechende biografische Entwicklungslinie herausarbeitet. Solange nicht wissenschaftlich ausreichend belegt ist, dass das Konzept der komplexen Traumatisierung in der Kindheit eine eigenständige ätiopathogenetische Dimension beschreibt, sollten nach unserer Auffassung stattdessen die komplexen biografischen Belastungserfahrungen differenziert erfasst und deren konfliktneurotische und strukturellen Aspekte herausgearbeitet werden. Dieser Ansatz ist u. E. ergiebiger als die eher globale Diagnose einer Komplextraumatisierung und mit der Unterstützung der OPD-2 fundiert durchzuführen.

5. Von der Psychodynamik zur Therapieplanung

5.1 Behandlungsplanung und therapeutischer Fokus

Die Behandlungsplanung umfasst sowohl die äußerlichen Aspekte des therapeutischen Settings und der Zeitperspektive (Frequenz und Stundenzahl) als auch die inhaltliche Bestimmung der therapeutischen Aufgabe, die als Fokus konkretisiert werden kann.

Definition Fokus

Als therapeutische Foki kommen diejenigen Merkmale des Befundes in Betracht, welche die Störung mitverursachen und aufrechterhalten und deshalb für die Psychodynamik des Krankheitsbildes und für die geplante Behandlung eine bestimmende Rolle spielen.

Die therapeutische Aufgabe ergibt sich aus der klinischen Problemstellung und den sich daraus ergebenden Zielsetzungen. Die klinische Problemstellung wird im Kassenantrag in dem Abschnitt «Psychodynamik» zusammengefasst. Darin sollten die Beschwerden und Symptome, die auslösende Situation, die biografischen Voraussetzungen und das Erleben des Untersuchers in der unmittelbaren Begegnung mit dem Patienten zu einem stimmigen Gesamtbild zusammengefügt werden. Als zentralen Bezugs- und Verbindungspunkt bietet sich nach unserem Vorschlag der OPD-Befund zu den Achsen Beziehung, Konflikt und Struktur an, die in Form eines oder mehrerer Foki beschrieben werden können:

- **Beziehungsfokus:** Die Formulierung der dysfunktionalen Beziehungsgestaltungen ist ein obligater Fokus, da die problematischen interpersonellen Verwicklungen entweder als neurotische Kompromissbildung (konfliktbedingt) oder als Bewältigung struktureller Vulnerabilitäten (strukturbedingt) klinisch hoch relevant sind.
- **Konfliktfoki:** Sofern unbewusste Konflikte deutlich erkennbar sind: Welche ein bis drei vorherrschenden Konflikte sollen bearbeitet werden?
- **Strukturfoki:** Sofern strukturelle Einschränkungen von klinischer Bedeutung sind, sollen ein bis drei Merkmale aus der Liste der Strukturfoki ausgewählt werden.
- **Symptombezogene Foki bzw. Foki, die sich auf das Krankheitserleben und die Behandlungsvoraussetzungen beziehen:** Sofern eine spezifische Symptomatik im Vordergrund steht (z. B. Essstörung oder Traumafolgestörung), sollte diese ebenfalls ausgewählt werden, da u. U. spezielle symptomorientierte Techniken für die Behandlung erforderlich sind. Auch das Krankheitskonzept (z. B. eine Schmerzsymptomatik als «Strafe Gottes») oder spezifische (ungünstige) Bewältigungsaspekte können zum Fokus werden, wenn sie für das Krankheitsbild wichtig geworden sind.

Die Abschnitte 1–4 des Antrages (Spontanangaben, Biografische Anamnese, Vorerkrankungen, Psychischer Befund) sollten somit das klinische Material bereitstellen, auf dem die OPD-Beurteilung beruhen kann. Der Befund gründet einerseits auf den Informationen zu den genannten Bereichen der Anamnese, die Fokusbeschreibung interpretiert und erhellt diese jedoch auch umgekehrt.

Nachdem die Foki ausgewählt und beschrieben wurden, gilt es abzuwägen, welches relative Gewicht Konflikt- und Strukturfoki besitzen, denn die Ausgestaltung (und Behandelbarkeit) der Konflikte hängt wesentlich auch vom Strukturniveau ab. Wie in **Tabelle 5-1** dargestellt, lassen sich im Hinblick auf die Verflechtung von Konflikt und Struktur unter Einbeziehung von Traumaspekten unterschiedliche klinische Typen bilden.

Aus der Einteilung in diese sieben verschiedenen klinischen Typen leitet sich ab, in welcher methodischen Variante psychodynamischer

Tabelle 5-1: Klinische Typen in Abhängigkeit vom Strukturniveau

Typ	pathogene Akzente	Strukturniveau
1	hauptsächlich konfliktbedingt	gut bis mäßig
2	weitgehend konfliktbedingt, einzelne strukturelle Aspekte	mäßig
3	Konfliktthemen maskieren erhebliche Strukturdefizite	mäßig bis gering
4	überwiegend strukturbedingt	gering
5	hauptsächlich strukturbedingt	gering bis desintegriert
T 1	akut traumatische Störung mit wenig strukturellen Auffälligkeiten	auf höherem Strukturniveau (gut bis mäßig)
T 2	akut traumatische Störung mit deutlichen strukturellen Einschränkungen	auf reduziertem Struktur-niveau (mäßig und weniger)

Psychotherapie (und auch in welchem Setting) die Behandlung am ehesten Erfolg versprechend ist:

- Durchführung einer *vorwiegend konfliktaufdeckenden* Psychotherapie
- Durchführung einer *vorwiegend strukturbezogenen* Psychotherapie
- Durchführung einer Psychotherapie, die *beides* berücksichtigt, oder
- Durchführung einer *trauma-adaptierten* Psychotherapie.

Obgleich mit einer solchen Fokusbestimmung im Sinne einer inhaltlichen Orientierung bereits viel gewonnen ist, bedarf es für die praktische therapeutische Arbeit einer weiteren Übersetzung der fokalen Themen, um sie in die Nähe brauchbarer Interventionen zu bringen. In der Literatur werden therapeutische Foki sprachlich meistens so gefasst, dass sie die Form einer direkten und expliziten Mitteilung an den Patienten annehmen. Dieses Vorgehen hat viel für sich, weil bei diesem Grad der Konkretisierung rasch deutlich wird, ob der Fokus in eine stimmige und für den Patienten förderliche Form gebracht worden ist. Fokusformulierungen in der Art einer direkten Mitteilung berücksichtigen automatisch eine Vielzahl an Randbedingungen, die jenseits des OPD-Befundes liegen, ihre Brauchbarkeit für den Patienten jedoch wesentlich beeinflussen: Dazu gehören etwa die relative Zugänglichkeit des fokussierten Themas, die sprachlichen Voraussetzungen des Patienten, situative Faktoren und anderes. Eine so weitreichende Differenzierung würde jedoch den im Kassenantrag vorgesehenen Rahmen sprengen, sodass für den Entwurf eines Behandlungsplans aus unserer Sicht die Benennung der OPD-Foki zusammen mit einer allgemeinen Skizze des sich aus ihnen ergebenden therapeutischen Vorgehens ausreichend ist.

5.2 Indikation zur Richtlinienpsychotherapie[1]

Psychodynamische Psychotherapie in Form von analytischer und tiefenpsychologischer Psychotherapie ist eine Leistung der gesetzlichen Krankenversicherung und der Beihilfe. Die Regularien für eine ausreichende, zweckmäßige und wirtschaftliche Psychotherapie der Versicherten, für die behandelbaren Störungsbilder, das Antragsverfahren, die verfügbaren Stundenkontingente und das Gutachterverfahren sind in der Richtlinie des Gemeinsamen Bundesausschusses niedergelegt.

Die Frage der Therapieindikation (tiefenpsychologisch oder analytisch) ist eine besonders schwierige. Es gibt kaum empirische Untersuchungen, die eine Entscheidung für oder gegen eines dieser wirksamen Verfahren und erst recht nicht für oder gegen eine Settingvariante (z. B. Einzel- oder Gruppentherapie) begründen könnten. So herrschen hinsichtlich des jeweils vom Therapeuten bevorzugten Vorgehens vor allem persönliche Erfahrungen, Meinungen oder Überzeugungen vor – zumal die meisten nicht in verschiedenen Verfahren, Methoden und Settings arbeiten. Aufgrund der Erfahrungen der Autoren (sowohl als Gutachter der Richtlinienpsychotherapie, Supervisoren und Behandler) lassen

1 in Anlehnung an Rudolf 2010, S. 115 f.

sich Indikationsstellungen für tiefenpsychologisch fundierte und analytische Psychotherapie formulieren. Dabei zeigt sich, dass sich tiefenpsychologisch fundierte Psychotherapie prinzipiell auf sehr unterschiedliche Störungen ausrichten lässt, während analytische Psychotherapie bei komplexen, chronifizierten Störungen angebrachter erscheint.

Die jeweilige Behandlungsmethode stellt mehr oder weniger große Ansprüche an die emotionale und kognitive Bereitschaft und Belastbarkeit des Patienten zur Kooperation und Mitarbeit. Für die differenzielle Indikationsstellung zur Psychotherapie ist neben Konflikt-, Struktur- und Traumaaspekten natürlich auch von Bedeutung, ob der Patient einen gewissen Leidensdruck aufweist, eine Einsichtsfähigkeit in psychodynamische Zusammenhänge des Krankheitsgeschehens zeigt, für die geplante Psychotherapieform motivierbar ist und über notwendige persönliche und soziale Ressourcen verfügt (das sind alles Informationen, die in der OPD über die Achse I abgebildet werden).

5.2.1 Indikation und Zielsetzung der tiefenpsychologisch fundierten Psychotherapie

1. **Aktualisierte konfliktbedingte Störungen**
   - *Klinische Bilder:* z. B. depressive Episode, Phobie, Anpassungsstörung, Zwangsstörung
   - *Therapieziel:* Die Psychodynamik der aktuellen Konflikte im Hintergrund der Symptomatik aufdecken und durcharbeiten
   - *OPD-Diagnosen:* gutes bis mittleres Integrationsniveau der Struktur, therapierelevante Konflikte
2. **Aktualisierte persönlichkeitsstrukturelle Störungen**
   - *Klinische Bilder:* z. B. Züge von emotional-instabiler, schizoider, narzisstischer, histrionischer Persönlichkeitsstörung
   - *Therapieziel:* die Psychodynamik der strukturellen Einschränkungen deutlich machen, strukturelle Fähigkeiten fördern, dysfunktionale Bewaltigungsmuster vor allem im Beziehungsbereich korrigieren
   - *OPD-Diagnosen:* mäßiges bis geringes Integrationsniveau der Struktur, eventuell Konflikte mit Überschneidung zur Struktur (z. B. Abhängigkeit vs. Individuation, Selbstwert), ausgeprägte dysfunktionale Beziehungsmuster

3. **Gemischte strukturelle und konfliktbedingte Störungen**
   - *Klinische Bilder:* z. B. somatoforme Störungen, Essstörungen
   - *Therapieziel:* die Psychodynamik parallel strukturell fördernd, fokal aufdeckend und symptombezogen bearbeiten
   - *OPD-Diagnosen:* meist mäßiges Strukturniveau; ausgeprägte Konflikte (z. B. Selbstwert, Versorgung vs. Autarkie), die durch strukturelle Einschränkungen vergröbert sind
4. **Strukturelle Störungen schwerer Belastungserfahrung/aktueller Traumatisierung**
   - *Klinische Bilder:* z. B. PTSD, dissoziative Störung
   - *Therapieziel:* Psychodynamik der Belastungsfolgen, der affektiven Dysregulation und Dissoziationsneigung bearbeiten, negative Erfahrungen biografisch integrieren
   - *OPD-Diagnosen:* Störung ist als punktueller Ausfall bzw. Einschränkung struktureller Funktionen beschreibbar, eventuell Aktualkonflikt
5. **Folgezustände von psychischen und somatischen Erkrankungen und psychosozialen Belastungen**
   - *Klinische Bilder:* z. B. Zustand nach somatischen oder psychotischen Erkrankungen, nach Abhängigkeitsstörungen oder sozialen Katastrophen
   - *Therapieziel:* psychodynamisch haltgebend arbeiten, Krankheitsbewältigung fördern
   - *OPD-Diagnosen:* Strukturniveau je nach Fall, eventuell Aktualkonflikte
6. **Akute Krisenzustände und Belastungsreaktionen**
   - *Klinische Bilder:* z. B. akute Belastungsreaktion
   - *Therapieziel:* psychodynamische Stabilisierung und Neuorientierung im Rahmen von Krisenintervention
   - *OPD-Diagnosen:* unspezifisch

5.2.2 Indikation und Zielsetzung der analytischen Psychotherapie

1. **Analytische Psychotherapie – unmodifiziert** (in der Regel höhere Stundenfrequenz, Couch-Setting, auf Übertragung zentriert, Regression fördernd)

- *Klinische Bilder:* chronifizierte, konfliktbedingte Störungen, tief in der Persönlichkeit verwurzelt, mit ausgeprägten Abwehrhaltungen/Charakterabwehr; z. B. chronische Depression, Persönlichkeitsstörungen (ängstlich-vermeidend, abhängig, zwanghaft)
- *Therapieziel:* Durcharbeiten der Psychodynamik der aktualisierten Konflikte und Grundkonflikte in der Übertragungsanalyse
- *OPD-Diagnosen:* mäßiges Strukturniveau, ausgeprägte Konflikte, problematische Bewältigungsformen u. a. als ausgeprägte dysfunktionale Beziehungsmuster

2. **Analytische Psychotherapie – modifiziert** (Setting und Frequenz variabel, z. B. initial niederfrequent, sitzend, begrenzte Nutzung von Regression und Übertragung, stattdessen interaktionelles Arbeiten)
   - *Klinische Bilder:* komplexe Störungen, in denen sich konfliktbedingte Störungen mit Zügen schwerer Persönlichkeitsstörungen (Borderline, narzisstisch, schizoid, paranoid, histrionisch) und Verhaltensstörungen (z. B. Impulskontrollstörungen, Essstörungen, Störungen der Geschlechtsidentität und der sexuellen Präferenz) und ggf. mit somatischen und posttraumatischen Störungen verknüpfen
   - *Therapieziel:* adaptives und sequenzielles Bearbeiten der unterschiedlichen, psychodynamischen Störungsaspekte; anfangs Stabilisierung und Bewältigungsorientierung, Strukturförderung; zunehmend konfliktaufdeckend und Erfahrungen in die Biografie integrierend
   - *OPD-Diagnosen:* mäßiges bis geringes Strukturniveau, ggf. vorhandene Konflikte werden durch ausgeprägte strukturelle Einschränkungen verkompliziert.

5.3 Vom Befund zur Psychodynamik und Therapieplanung: eine zusammenfassende Kasuistik

Im Folgenden wird ein Patient beschrieben, an dessen Beispiel sich unterschiedliche Gewichtungen von Konflikt- und Strukturanteilen darstellen lassen, indem einzelne Aspekte des Falles schrittweise modifizieren werden. Die Kasuistik dient der Veranschaulichung der im vorangegangenen und aktuellen Kapitel beschriebenen Punkte und zeichnet den Weg vom Befund zur Psychodynamik und danach zur Therapieplanung für drei unterschiedliche Konflikt-Struktur-Mischungen noch einmal exemplarisch nach.

5.3.1 Fallvariante 1: Eine überwiegend konfliktbedingte Störung

Wir beginnen mit einer in erster Linie konfliktbedingten Problemlage und erläutern nacheinander die Symptomatik, die auslösende Situation, die biografischen Hintergründe, das aktuelle Beziehungsangebot, die OPD-Diagnose und den therapeutischen Fokus.

- *Symptomatik:* Ein 25-jähriger Mann stellt sich mit verschiedenen somatischen Beschwerden vor (Schwindelgefühle, Magenkrämpfe, Durchfall), die mit ausgeprägten körperbezogenen Ängsten verbunden sind und ihn wiederholt zu Arztbesuchen und medizinischen Abklärungen ohne einen richtungsweisenden Befund veranlasst haben. In der psychotherapeutischen Erstuntersuchung wird deutlich, dass es sich dabei eigentlich um Panikattacken handelt, die von dem Patienten aber vorwiegend somatisch erlebt und beschrieben werden. Dazu passend berichtet er über deutliche Vermeidungstendenzen, d. h. er verhält sich gegenüber sozialen Anforderungen defensiv oder geht ihnen ganz aus dem Weg.
- *Auslösende Situation:* Hier scheinen für das Verständnis zwei Veränderungen erhellend: Dem Patienten wurde von seinem Vorgesetzten eine Weiterbildung nahegelegt, die ihn für eine verantwortlichere Position in der Firma hätte qualifizieren sollen. Er hatte diese Weiterbildung bereits im Vorfeld als schwere Belastung wahrgenommen und dann nur mit erheblichen Zweifeln begonnen. Diesen Befürchtungen entsprechend tat er sich schwer und erlebte seine Dozenten, aber auch bestimmte, aus seiner Sicht erfolgreichere Teilnehmer, als zunehmend kritisch und überheblich, sodass er schließlich das ganze Projekt nach einer morgendlichen Attacke mit Bauchschmerzen und Schwindel abbrach. Der Patient überlegt nun, dass er mit seiner aktuellen Tätigkeit im Grunde zufrieden sein und auf die Weiterbildung eventuell ganz verzichten kann. Es

ergibt sich weiter, dass er einige Zeit davor zusammen mit seiner langjährigen Verlobten eine Wohnung angemietet hatte, die jetzt wegen seiner angeschlagenen Verfassung aber noch nicht bezogen werden soll. Der Patient wohnt noch bei seinen Eltern. Weitere Freunde tauchen auf Nachfrage als «Kumpels» für die eine oder andere Unternehmung auf, gewinnen jedoch in der Schilderung kein Gesicht.

- *Biografie:* Der Patient ist Einzelkind. Er beschreibt eine enge und liebevolle Bindung an die nicht berufstätige Mutter, während der Vater vor allem als Störenfried auftritt und einige Male recht entwertend kommentiert wird. An anderen Stellen werden aber ein untergründiger Respekt oder sogar eine gewisse Ängstlichkeit gegenüber dem Vater deutlich, z. B. wenn er dessen Strenge erwähnt oder eine angespannte Atmosphäre nach der Rückkehr des Vaters nach einer berufsbedingten Abwesenheit andeutet (der Vater war immer wieder in großen Bauprojekten weit entfernt beschäftigt). Eine gewisse Ängstlichkeit ist auch im Verhältnis zu Männern überhaupt spürbar, so beschäftigt er sich bei der Schilderung seiner Fußballleidenschaft mit der im Gegensatz zu ihm robusten Körperlichkeit mancher Mitspieler, von der er sich beeindruckt zeigt. Die Bemerkungen zur Mutter sind sehr warmherzig. Seine Verlobte kennt er seit seinem 18. Lebensjahr. In seiner Beschreibung erscheint sie in der zugewiesenen mütterlichen Rolle zuverlässig, aber auch etwas farblos, das partnerschaftliche Arrangement wirkt konventionell. Die geschlechtliche Ebene bleibt dezidiert ausgespart und wird auf direkte Nachfrage lapidar als «normal» beschrieben. In Bezug auf seine Erkrankung scheint seine Partnerin eine durchgehend verständnisvolle Haltung einzunehmen.
- *Aktuelles Beziehungsangebot:* Der Therapeut kann bei diesem Bericht verschiedene Gegenübertragungsreaktionen feststellen. Die vom Patienten dargestellte Wehrlosigkeit in der Erwachsenenwelt weckt fürsorgliche Gefühle, löst aber wegen der dabei aufscheinenden Naivität auch ein gelegentliches Schmunzeln aus, welches wohlwollend ist, jedoch auch eine Entwertung enthält. In zweiter Linie tauchen Empfindungen von Ungeduld und sogar Strenge auf, die auf eine verdeckte Weigerung reagieren, die sich in der manchmal

wie absichtsvoll herausgestellten Schwäche des Patienten andeutet. Der selbstzufriedene Verzicht auf eine Weiterbildung imponiert in diesem Bedeutungskontext nicht mehr nur als eine versöhnliche Haltung der eigenen Schwäche gegenüber, sondern als eine geheime Überlegenheit, die auf eine Auseinandersetzung mit den Anstrengungen des Erwachsenenlebens gleichsam verzichten kann. Der im Therapeuten aufkommende Ärger lässt sich als Hinweis auf diese Provokation verstehen, aber auch auf ein Kräftepotenzial, das der zur Schau gestellten Schwäche entgegensteht. Für eine günstige Prognose spricht auch, dass der Patient Interventionen, die die Unterlegenheitsängste des Patienten insbesondere gegenüber Männern im beruflichen Kontext und die damit verbundenen Selbstzweifel ansprechen, vorsichtig annehmen kann und der Untersucher sich dabei in der Rolle eines väterlichen Coaches erlebt.

- *Psychodynamik:* In den Kategorien der OPD handelt es sich um einen ödipalen Konflikt mit einem passiven Verarbeitungsmodus. Der Patient scheitert in einer Lebenssituation, in der er beruflich und privat in einer erwachsenen, männlichen Rolle gefordert wird und dabei aufgrund einer konflikthaften, männlichen Identität versagt. Seinem passiven Verarbeitungsmodus entsprechend löst er die Spannung regressiv mit Hilfe einer Symptomatik auf, die seine Schwäche betont, während die bei dieser Art der Konfliktlösung aufgegebenen aktiven und offensiven Anteile in der Gegenübertragung als latente Herausforderung spürbar bleiben. Das Integrationsniveau der Struktur ist gut bis mäßig, therapierelevante, strukturelle Einschränkungen lassen sich nicht feststellen.
- *OPD-Diagnose:* Ödipaler Konflikt mit passivem Verarbeitungsmodus (K 6), mäßiges bis gutes Integrationsniveau der Struktur.
- *Therapeutischer Fokus:* Der ödipale Konflikt bietet sich als Fokus an. Die damit verbundenen Themen – die Bindung an die Mutter und die ambivalente Beziehung zum Vater, die aktuelle private und berufliche Überforderungssituation und das sich bereits andeutende Rivalisieren mit dem Therapeuten – liegen sichtbar bereit und können bei der Bearbeitung der Biografie, der aktuellen Belastungen und eventuell auch der Übertragungsbeziehung aufgegriffen werden.

- *Indikation:* Es handelt sich um eine aktualisierte konfliktbedingte Störung im Sinne der oben getroffenen Einteilung (vgl. Abschnitt 5.2.1/1) bei gutem bis mittleren Integrationsniveau der Struktur. Es liegt ein recht klar umschriebener ödipaler Konflikt vor, der fokal aufdeckend bearbeitet werden kann. Indiziert ist deshalb eine tiefenpsychologisch fundierte Psychotherapie.

5.3.2 Fallvariante 2: Eine konfliktbedingte Störung mit ausgeprägten strukturellen Einschränkungen

Wir übernehmen nachfolgend die wesentlichen Züge der gerade dargestellten Fallskizze, verändern jedoch ihren Charakter, indem wir einzelne, strukturelle Störungsmerkmale einfügen.

- *Symptomatik:* Die aktuelle Symptomatik stellt sich wie oben beschrieben dar. Die gezielte Exploration ergibt jedoch, dass es ähnliche Einbrüche mit panikartigen Zuständen und körperlichen Begleitsymptomen bereits während früherer Schwellensituationen gab, so etwa bei der Einschulung, dem Wechsel auf das Gymnasium oder bei einem Umzug der Familie. Auch zwischen diesen Krisen gab es kleinere Krisen mit unklarem Hintergrund (vermutlich anlässlich irgendwelcher Leistungsanforderungen). Die Empfindlichkeit des Patienten und seine starken körperlichen Reaktionen waren zuhause eine vertraute Gegebenheit und häufiger Anlass für Arztbesuche und Fehlzeiten in der Schule.
- *Auslösende Situation:* Bezogen auf die äußerlichen Auslöser wie oben beschrieben. Im Vergleich zu dem Patienten unserer Konfliktvariante wird der Zusammenhang zwischen dem gesundheitlichen Einbruch und der beruflichen Situation nur global hergestellt und seine möglichen Bedeutungen nicht erläutert. Eigentlich stellt der Patient nur fest, dass er in seiner körperlichen Verfassung das bezüglich der Weiterbildung Geforderte unmöglich leisten kann. Auf Nachfrage konturieren sich zwar einzelne Bedeutungen und Gefühle (Angst vor Unterlegenheit, Verletztheit aufgrund der Bemerkungen bestimmter Dozenten und Mitschüler, Selbstzweifel) und ihre Benennung erzeugt durchaus eine gewisse Resonanz. Das so Erreichte kann vom Patienten aber kaum festgehalten wer-

den; es entsteht daher kein nachhaltiges Gefühl von Evidenz. Stattdessen tendiert der Patient immer wieder zu einer normativen Sicht der Dinge, für die sowohl die schulischen Anforderungen als auch die eigene Empfindlichkeit als gegeben und wenig hinterfragbar erscheinen.

- *Biografie:* Zunächst wie oben beschrieben. Während der Patient dort jedoch gleichsam behütet und bei aller Ambivalenz mit beiden Eltern lebendig verbunden schien, wirken die Beteiligten jetzt unverbundener und der Patient entsprechend mehr auf sich alleine gestellt. Die Bilder der Eltern bleiben undeutlich, der Vater wirkt kühl und entfernt, die Mutter vor allem aufgeregt und überengagiert in der Sorge um das kränkliche Kind. Dabei wirkt diese Sorge eher äußerlich und auf das Körperliche beschränkt – einen spiegelnden und emotional stützenden Dialog gab es wohl kaum. In den Schilderungen erscheint die Mutter jetzt nicht mehr vor allem als ein bevorzugtes und geliebtes Objekt, sondern als ein unverzichtbarer Schutz in einer ängstigenden Welt. Die Strenge des Vaters imponiert v. a. als Ungeduld und Verständnislosigkeit gegenüber einem Sohn, der nicht funktioniert und die Mutter in Beschlag nimmt. Auch in der aktuellen Beziehung präsentiert sich der Patient als abhängig und auf die Unterstützung und Rücksichtnahme der Partnerin angewiesen, die er anscheinend ganz selbstverständlich für sich beansprucht. Der sexuelle Aspekt der Beziehung spielt im Bericht keine Rolle, er ist anderen Bedürfnissen (nach Schutz, Sicherheit) nachgeordnet.
- *Aktuelles Beziehungsangebot:* Der Patient löst auch hier wieder fürsorgliche Reaktionen aus, nicht jedoch das in der Konfliktvariante mitschwingende Wohlwollen («Schmunzeln»). Seine Symptomatik präsentiert er unter Druck und ratlos, aber auch mit einer passiven Erwartungshaltung, die das Gegenüber funktionalisiert und dadurch im Verlauf zunehmend ärgerlich macht. Der Therapeut ist sich deshalb unsicher, ob er sich empathisch auf die Hilflosigkeit einstellen und dem Patienten dazu passende Angebote machen oder ob er sich gegen die Inanspruchnahme verwahren soll. Er überlegt auch, dass eine Antwort aus der Verärgerung heraus ihn in die Position des Vaters bringen könnte, der ungeduldig und verurteilend auftritt und seinen Sohn damit überfordert.

- *Psychodynamik:* Eine ödipale Konfliktebene mit einer nun deutlicheren narzisstischen Komponente ist nach wie vor gegeben, in das Störungsbild mischen sich diesmal jedoch Strukturthemen: Der Patient verfügt nur über geringe Möglichkeiten, schwierige Affekte zu tolerieren und sich selbst zu beruhigen. Das gilt insbesondere für Situationen, in denen er sich infrage gestellt fühlt. Er kann sich von schwierigen Affekten nicht ausreichend distanzieren und diese ihren Quellen zuordnen; stattdessen wird er von ihnen überwältigt (in der Panikattacke) oder muss sie als hypochondrische Ängste dem Arzt präsentieren, um sich beruhigen zu lassen. Diese Struktureinschränkungen werden in der OPD mit den Merkmalen Affekttoleranz und Selbstwertregulierung (Aspekte der Selbststeuerung), Affektdifferenzierung (Selbstwahrnehmung) und Introjekte nutzen (Bindung: Innere Objekte) beschrieben.
- *OPD-Diagnose:* Ödipaler Konflikt (K 6), insgesamt mäßiges Integrationsniveau der Struktur mit einzelnen besonders problematischen Einschränkungen (dort mäßiges bis geringes Niveau) in den Bereichen Affekttoleranz ST 2.2, Selbstwertregulierung ST 2.3, Affektdifferenzierung ST 1.2 und Introjekte nutzen ST 4.2.
- *Therapeutischer Fokus:* Der Patient bietet zwar ödipale Konfliktthemen an, diese können jedoch voraussichtlich ohne eine fundierende Arbeit an den eben genannten Strukturproblemen nicht aufgelöst werden. Die therapeutische Haltung muss diesen strukturellen Einschränkungen angepasst werden und das damit bezeichnete Unvermögen in Rechnung stellen, da eine einseitige Fokussierung der Konfliktthemen überfordernd wäre. Der Therapeut stellt dem Patienten die strukturellen Funktionen aktiv zur Verfügung bis dieser sie nach und nach selbst übernehmen kann und dadurch autonomer wird. Parallel zu diesem Prozess wird sich der ödipale Konflikt überzeugender konturieren können; es werden sich zunehmend stimmige Anlässe für darauf bezogene therapeutische Interventionen ergeben.
- *Indikation:* Es handelt sich um eine gemischt konflikt- und strukturbedingte Störung mit einzelnen, deutlichen, strukturellen Einschränkungen, die ein stärker regressionssteuerndes und stützendes, aber auch aktiv anleitendes und ggf. konfrontierendes

therapeutisches Vorgehen erfordert, das die fehlenden strukturellen Fähigkeiten fördert und entwickelt. Indiziert ist eine tiefenpsychologisch fundierte Psychotherapie entsprechend der Variante 5.2.1/3 der oben vorgenommenen Einteilung, eventuell nach initial niederfrequenter Behandlung auch eine modifizierte analytische Psychotherapie (vgl. 5.2.2/2).

5.3.3 Fallvariante 3: Eine überwiegend strukturbedingte Störung

Die Kasuistik wird nun in Richtung eines eindeutig strukturgeprägten Störungsbildes erweitert und verändert:

- *Symptomatik:* Zusätzlich zur oben beschrieben aktuellen Symptomatik und der im letzten Abschnitt beschriebenen Krankheitsvorgeschichte finden sich Beispiele einer stark verminderten Affekttoleranz und selbstschädigender Lösungsversuche. Der Patient hat unter dem Druck seiner Ängste in seiner Jugendzeit missbräuchlich Alkohol und THC verwendet um sich zu beruhigen bzw. Gefühle innerer Spannung loszuwerden. Der Alkohol scheint aktuell kein wirkliches Problem mehr zu sein, allerdings benutzt er mit unterschiedlicher Intensität THC in Abhängigkeit von äußeren Belastungen. Der Patient bewertet diese Situation selbst kritisch, Versuche einer dauerhaften Abstinenz sind bislang jedoch fehlgeschlagen. Eine kontinuierliche psychotherapeutische Behandlung hat es nicht gegeben, obgleich dem Patienten wiederholt dazu geraten wurde. Er erklärt dazu, dass er einzelne Gespräche mit Therapeuten geführt habe, vor einer verbindlichen Therapieverabredung jedoch jeweils zurückgeschreckt sei. Gründe dafür könne er nicht genau benennen; es sei ihm jeweils wieder besser gegangen, sodass er im Glauben gewesen sei mit seinen Schwierigkeiten alleine zurechtkommen zu können. Die körperliche Symptomatik (Schwindelgefühle, Magenkrämpfe, Durchfall) tritt intensiv auf, wenn sich der Patient (wie bei der aktuellen Schulungsmaßnahme) Anforderungen zu stellen versucht. Sie treten in den Hintergrund, wenn Belastungen vermieden werden.
- *Auslösende Situation:* Der aktuelle Auslöser stellt sich wie oben beschrieben dar, der Patient weist jedoch eine Geschichte von wie-

derholten Abbrüchen im beruflichen und privaten Bereich auf. Die aktuelle Weiterbildung wird von der Agentur für Arbeit als Reintegrationsmaßnahme gefördert. Klar ist, dass der Patient unter Druck sofort mit intensiven somatischen Beschwerden und Panikzuständen reagiert und deshalb jeweils nur für kurze Zeit durchhalten kann. Obgleich dies ein immer wiederkehrendes Muster ist, hat er seine Empfindlichkeit bei Aufnahme der aktuellen Maßnahme kaum in Rechnung gestellt, weshalb er von seinem massiven Einbruch gleichsam überrascht wirkt. Es ist zudem nur sehr begrenzt möglich, die Qualität der aktuellen Belastungen auszudifferenzieren und mögliche Ängste oder Befürchtungen zu benennen.

- *Biografie:* Auch in Bezug auf seine Biografie gelingt es dem Patienten kaum darzustellen, welche Bedeutung bestimmte Umstände und Ereignisse in seinem inneren Erleben haben bzw. gehabt haben. Er präsentiert stattdessen eine Reihe von Fakten und Gegebenheiten, die der Untersucher selbst miteinander verbinden und bewerten muss. Es ergibt sich das Bild einer impulsiven und wohl auch jähzornigen Mutter, die die Familie beherrschte und einschüchterte. Der Vater war seiner Frau nicht gewachsen und flüchtete sich in seine Arbeit auf dem Bau, die ihn nicht selten über die Woche von zuhause fernhielt. Bei seiner Wiederkehr kam es immer wieder zu heftigen Szenen, bei denen die Mutter dem Vater Untreue, Verschwendung von Geld und anderes vorhielt. Der Patient wurde unfreiwillig als Verbündeter der Mutter in Beschlag genommen und musste sich ihre Klagen über den Vater anhören. Seine Beziehung zu ihr war entsprechend einseitig von ihren Bedürfnissen bestimmt. Zum Vater gab es in dieser Konstellation keine eigenständige Verbindung. Wie bereits erwähnt, war der schulische und berufliche Werdegang des Patienten von Abbrüchen geprägt. Eine abgeschlossene Berufsausbildung gibt es nicht. Der Patient scheint keine Ideen zu haben, was aus ihm in Zukunft einmal werden könnte. Ressourcen und Begabungen kann er nicht benennen. Eine seit Jahren bestehende Partnerschaft wird zunächst als eine Konstante eingeführt, erweist sich auf Nachfragen jedoch als komplikationsreich und sehr wechselhaft. Offenbar pflegte die Freundin immer wieder Nebenbeziehungen, die der Patient mehr oder weniger tolerierte. Er betont wiederholt seine Liebe zur Partnerin und ihre Wichtigkeit für sein Leben, während unfreundliche Gefühle (Entwertung, Eifersucht, Wut) von ihm zwar bestätigt, in dem Bericht jedoch nicht fühlbar werden.

- *Aktuelles Beziehungsangebot:* Der Patient löst beim Untersucher wenig aus, ein tragfähiger emotionaler Rapport entsteht zunächst kaum. Seine Bereitschaft wirkt beflissen und nicht sehr belastbar. Es entsteht der Eindruck, dass der Patient sich mit seinem Wunsch nach einer Psychotherapie selbst unter Druck setzt und dabei überfordert. Nachdem der Untersucher diesen Eindruck formuliert, tritt eine gewisse Entspannung ein und die Atmosphäre ändert sich. Der Patient beteuert nun zwar erneut sein Anliegen, bestätigt aber auch (etwas verlegen) die vermuteten Zweifel und bekennt sich auf eine entsprechende Nachfrage zu seiner Schwierigkeit einen solchen Vorsatz längerfristig durchzuhalten. Der Therapeut schlägt Verbindungen zur auslösenden Situation vor, der Patient wirkt aber desinteressiert und unbeteiligt. Der Therapeut ist unsicher, ob ein Konsens erreicht wurde und ob daraus eine verbindliche Therapieverabredung erwachsen kann.
- *Psychodynamik:* Die Diagnose eines ödipalen Konfliktes ist bei dieser Variante der Fallskizze nicht mehr schlüssig. Es stehen jetzt eindeutig strukturelle Störungsaspekte im Vordergrund. Der Patient verfügt im Vergleich zur vorangegangenen Fallvariante über noch geringere Möglichkeiten, schwierige Affekte zu tolerieren. Zur Spannungsregulierung werden jetzt auch schädliche Mittel wie Alkohol und THC eingesetzt. Der Patient tendiert damit zur Untersteuerung und zu einem geringen Integrationsniveau der Struktur. Als weitere strukturelle Einschränkung ist die Selbstwahrnehmung mit dem Unteraspekt der Identität hervorzuheben: Der Patient verliert sich unter dem Druck äußerer Anforderungen und wird sich dann selbst fremd; er kann nichts Eigenes (Eigenschaften, Interessen) benennen und im Kontakt mit einem Gegenüber festhalten; er kann deshalb auch keine Pläne fassen und auf Ziele hinarbeiten.
- *OPD-Diagnose:* Geringes Integrationsniveau der Struktur mit besonderen Einschränkungen in den Bereichen Identität (ST 1.3),

Impulssteuerung (ST 2.1) und Affekttoleranz (ST 2.2). Keine therapierelevanten Konflikte.

- *Therapeutischer Fokus:* Das langfristige therapeutische Ziel besteht darin, dem Patienten dabei zu helfen, ein stabileres Bild von sich selbst, d. h. von seinen Eigenschaften, Interessen und den daraus resultierenden Perspektiven und Handlungsmöglichkeiten zu entwickeln. Der Fokus im Sinne der OPD ist dabei die Selbstwahrnehmung, besonders unter dem Aspekt der Entwicklung der noch ganz ungefestigten Identität. Parallel dazu müssen weitere strukturelle Probleme therapeutisch angegangen werden, so etwa die Distanzierung von schwierigen Affekten und die Fähigkeit sie auszuhalten.
- *Indikation:* In Anbetracht der Schwere der Störung und der offenkundigen Risiken (Suchtgefahr, Gefahr einer fortschreitenden sozialen Desintegration) ist es jedoch sehr fraglich, ob die ambulante Therapie alleine einen ausreichend stützenden und strukturgebenden äußeren Rahmen für eine progressive Entwicklung zur Verfügung stellen kann. Es wäre deshalb alternativ an die Vorschaltung einer stationären Behandlung zu denken, eventuell auch mittelfristig an die Einleitung einer (eventuell psychotherapeutisch begleiteten) beruflichen Rehabilitation. Eine Kurzzeittherapie sollte in jedem Fall ausreichen um die Möglichkeiten einer ambulanten Therapie auszuloten und ggf. alternative Maßnahmen einzuleiten und den Patienten dafür zu gewinnen. (Anmerkung: Im Gutachterverfahren werden wegen des Suchthintergrundes zunächst oft nur zehn Stunden genehmigt, in deren Verlauf die Voraussetzungen für eine längerfristige ambulante Psychotherapie (Abstinenz!) geprüft werden müssen. Zur Unterstützung des Patienten, aber auch um eventuell vorhandenen Verleugnungstendenzen entgegenzuwirken, ist eventuell auch an die parallele Überweisung in eine Sucht beratung zu denken.)

6. OPD im Bericht zum Antrag

6.1 Allgemeine Vorgehensweise bei der Berichterstellung mit Hilfe von OPD

Im vorliegenden Kapitel soll gezeigt werden, wo und in welcher Form OPD-basierte Befunde, psychodynamische Überlegungen und fokusbezogene Therapieplanung in die Antragstellung Eingang finden können. Dazu werden die einzelnen Punkte des Berichts zum Antrag gemäß der Vorgaben (Informationsblatt zum Erstellen des Berichts) durchgegangen und Einschätzungen zu den jeweils zu beantwortenden Fragen aus Sicht der OPD vorgeschlagen. Als innerer Leitfaden dieser Vorgehensweise dienen die einzelnen Achsen der OPD (Beziehung, Konflikt, Struktur), die als Orientierung über alle Gliederungspunkte des Antrags hinweg beibehalten werden. **Abbildung 6-1** stellt die OPD-gestützte Art der Informationssammlung für die Berichterstellung schematisch dar.

Die drei im engeren Sinne «psychodynamischen Linien» der OPD (Beziehung, Konflikt, Struktur) werden über die ersten fünf Punkte des Antrags (Spontangaben, Lebensgeschichtliche Entwicklung, Krankheitsanamnese, psychischer Befund, somatischer Befund) hinweg argumentativ verfolgt und durch Aspekte der Behandlungsvoraussetzungen und der Krankheitsverarbeitung (Achse I) angereichert. Es empfiehlt sich, bereits bei der Darstellung der ersten Punkte die aufgeführten Überlegungen stringent in Richtung der angedachten Psychodynamik zu entwickeln und das Material entsprechend zu ordnen bzw. auszuwählen. Zielführend kann es sein, den Anspruch der Gründlichkeit und Vollständigkeit bei der Darstellung der Punkte (z.B. der Biografie) zugunsten der Stringenz zurückstehen zu lassen. Bestenfalls entsteht auf diese Weise aus den einzelnen Informationen der ersten fünf Punkte ein allgemeines Muster, das in der Formulierung der Psychodynamik expli-

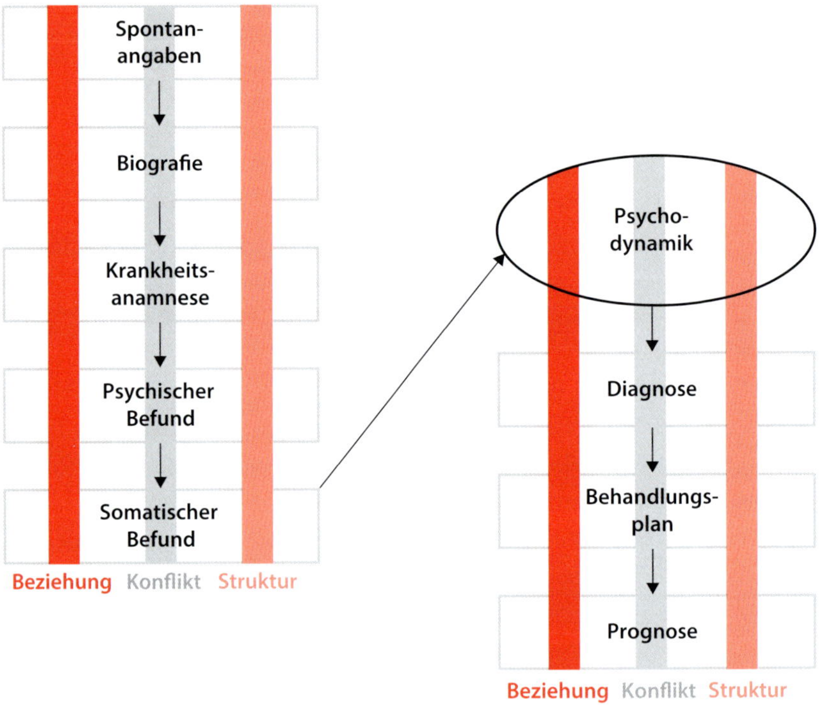

Abbildung 6-1: Schematische Darstellung der OPD-gestützten Informationssammlung für die Berichterstellung

zit gemacht werden kann. Bis zu dem Punkt der Psychodynamik sollte also der Sättigungsgrad der Kernthesen erreicht sein, sodass eine für den Gutachter nachvollziehbare und induktiv aus beobachtbaren Einzelinformationen hergeleitete, psychodynamische Schlussfolgerung erfolgen kann.

Die Psychodynamik ist in der Abbildung 6-1 als Kreis dargestellt und hebt sich somit von den anderen Punkten ab. Auf diese Weise soll veranschaulicht werden, dass der Psychodynamik die Bedeutung eines Dreh- und Angelpunktes zukommt, in dem alle beobachtbaren Einzelphänomene zu einer Gestalt gebündelt werden. Von diesem Punkt ausgehend leiten sich wiederum in einer deduktiven Vorgehensweise spezifische Aussagen zu den letzten drei Punkten der Berichterstellung ab. Auch für diese Abschnitte gilt, dass die Berichtsformulierung unter dem Gesichtspunkt der «psychodynamischen Linien» der OPD (Beziehung, Konflikt, Struktur) abgefasst werden kann. Zunächst ergibt sich aus der Psychodynamik eine stichhaltige Diagnose. Daraus wird wiederum ein auf der Diagnose basierender Behandlungsplan entwickelt sowie eine Einschätzung der Prognose vorgenommen.

Abbildung 6-2 stellt das Zusammenwirken dieser drei Hauptlinien der OPD – Beziehung, Konflikt und Struktur – dar. Es kann sinnvoll sein bei der Beziehungsgestaltung des Patienten zu beginnen, da diese beobachtungsnah ist und einen guten Zugang zu den anderen beiden psychodynamischen Achsen (Konflikt und Struktur) bildet. Es geht dabei um die Qualität der maladaptiven Beziehungen in der Vergangenheit («früher») mit Eltern und Geschwistern, aber auch Lehrern, Mitschülern, Kollegen, Vorgesetzten sowie mit Freunden und Liebespart-

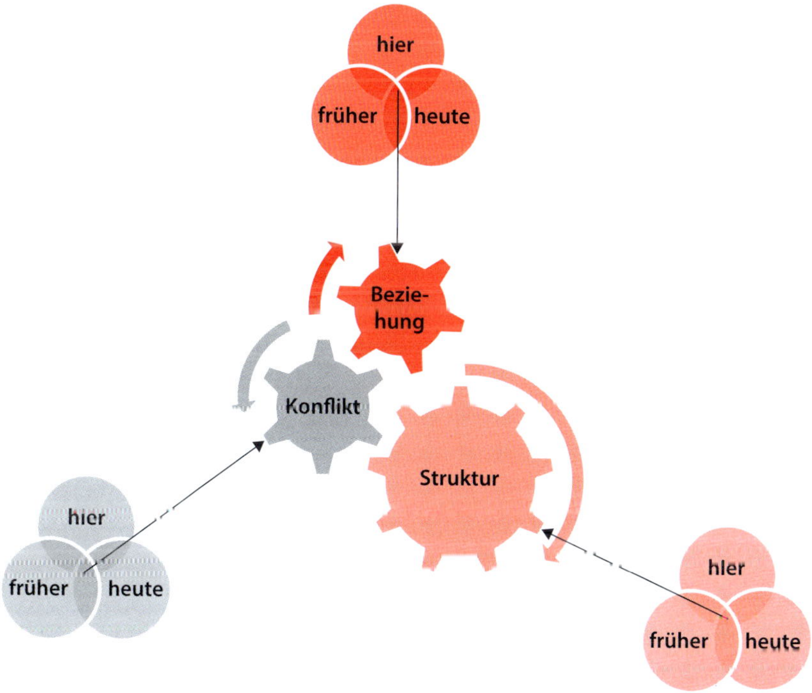

Abbildung 6-2: Zusammenwirken von Beziehung, Konflikt und Struktur bei der OPD-basierten Darstellung der Psychodynamik

nern. Selbstverständlich sind die Beziehungen mit den angeführten Personen auch in der Gegenwart («heute») von Bedeutung. Eine zentrale Informationsquelle ist weiter die im Gespräch mit dem Patienten erlebbare therapeutische Beziehung («hier»). Dabei geht es um die Frage, an welcher Stelle dysfunktionale Merkmale in der Beziehung zwischen Patient und Therapeut auftreten und wie man die Beziehungsposition beschreiben kann, die der Patient selbst einnimmt bzw. dem Therapeuten unbewusst nahelegt. Die OPD sieht vor, die Formulierung eines zentralen Beziehungsmusters auf den maladaptiven Kern zu beschränken. Dieser ergibt sich in der Schnittmenge der Beziehungsschilderungen von «hier», «früher» und «heute» und ist in der Abbildung der Bereich, der die größte «Sättigung» aufweist (d.h. durch das Material am meisten gestützt wird).

Wenn es gelungen ist, den beziehungsdynamischen Kern der Problematik des Patienten auf diese Weise herauszuarbeiten, sollte dieser Aspekt mit der Schilderung des Strukturniveaus sowie der beiden wichtigsten Konflikte in Zusammenhang gesetzt werden. Es geht also um die strukturellen Möglichkeiten eines Patienten, die sich aus seinen Schilderungen von Verhaltens- und Erlebnisweisen in der Vergangenheit («früher») oder der Gegenwart («heute») ergeben. Bezogen auf die biografische Entwicklung ist es dabei von besonderem Interesse, wie der Patient äußere und innere Konflikte und Belastungen oder die typischen Schwellensituationen der verschiedenen Altersstufen meistern konnte.

Besonders aufschlussreich und bezogen auf die Strukturdiagnose evident sind aber auch die in der therapeutischen Beziehung gezeigten strukturellen Fähigkeiten des Patienten («hier»). Sie zeigen sich insbesondere in Terminvereinbarungen, Festlegung der Rahmendbedingungen der Therapie, Reaktion auf Konfrontationen oder Deutungen durch den Therapeuten oder auch in Trennungssituationen. Die aktuelle Situation hat für die strukturelle Einschätzung Gewicht, weil sie dem Therapeuten Gelegenheit gibt, sich direkt einen eigenen Eindruck zu verschaffen. Schließlich hat der Therapeut auch die Möglichkeit, den Patienten ganz konkret zu befragen, in welchem Maße er über bestimmte wichtige strukturelle Fähigkeiten verfügt (z.B. seine Affekte zu spüren, zu unterscheiden und zu steuern). Maßgeblich für die Strukturgesamteinschätzung ist letztlich die Schnittmenge der geschilderten oder beobachteten strukturellen Möglichkeiten, die in der Abbildung 6-2 an dem dunkelsten Punkt verdeutlicht wird.

Zur Beurteilung des Konflikts werden die Interviewsituation («hier»), die «aktuell und in den letzten Monaten hervorstehenden Konflikte» («heute») und die «repetitiven» in der Biografie («früher») herangezogen, um die durchgängigen und stärksten «motivationalen Ambivalenzen» (d. h. Konflikte) herauszuarbeiten. Die lebensbestimmenden Konflikte sind oft schon anhand der Leitaffekte feststellbar. Zu prüfen sind aber auch die Auswirkungen der spezifischen Konfliktspannungen auf die verschiedenen Lebensbereiche. Beides ist im OPD-Manual dargelegt. Auch beim Konflikt gilt, dass die graue Schnittfläche mit der größten «Sättigung» den Hauptkonflikt darstellt. Es kann es sein, dass noch ein zweiter inhaltlicher Bereich im Leben des Patienten mit starker motivationaler Spannung behaftet ist. Dann ist es sinnvoll zusätzlich einen zweitwichtigsten Konflikt zu beschreiben. Zu beachten ist, dass bei strukturell schwerer gestörten Patienten u. U. kein konflikthaftes Thema eindeutig im Vordergrund steht.

Die vielfältigen Wechselwirkungen zwischen Beziehung, Struktur und Konflikt sind von besonderem Interesse und verleihen dem Bericht Plastizität und Individualität. Diese Wechselwirkungen können in den Abschnitten «psychischer Befund» und «Psychodynamik» beschrieben und auf konkrete Beispiele aus den ersten fünf Punkten der Berichterstellung (Spontanangaben bis somatischer Befund) bezogen werden. Einige grundsätzliche Überlegungen hierzu findet man in Kapitel 4. Im folgenden Kapitel wird die Art und Weise dargestellt, wie sich die allgemeine in der konkreten Vorgehensweise bei der Berichterstellung mit Hilfe von OPD niederschlagt.

6.2 Konkrete Vorgehensweise bei der Berichterstellung mit Hilfe von OPD

Im vorangegangenen Kapitel wurde dargestellt, dass die im engeren Sinne psychodynamischen Achsen der OPD (Beziehung, Konflikt, Struktur) als innerer Leitfaden und Grundgerüst der Berichterstellung dienen können. Im Weiteren wird so vorgegangen, dass zu jedem einzelnen Punkt des Berichts jeweils zunächst die Vorgaben aus dem «Informationsblatt» angeführt werden und dann beschrieben wird, welche Inhalte aus Sicht der OPD in den betreffenden Abschnitt aufgenommen werden sollten. Dabei wird insbesondere auf Inhalte hingewiesen, die aus Sicht der OPD in den Bericht aufgenommen werden können und die Vorgaben des «Informationsblattes» aus der Sicht der OPD beleuchten. In Synopsis 1 werden diese Informationen noch einmal stichpunktartig mit einem Verweis auf die Seiten aufgeführt.

6.2.1 Punkt 1 des Berichts: Spontanangaben des Patienten

Vorgaben zur Berichterstellung

In diesem ersten Berichtsabschnitt geht es darum, die subjektive Beschwerdeschilderung des Patienten abzubilden, um die Krankheitswertigkeit der Symptome einzuschätzen bzw. zu belegen. Im Informationsblatt zur Berichterstellung (Muster IPT 2008) wird empfohlen, *die Klagen des Patienten und die Symptomatik zu Beginn der Behandlung möglichst durch wörtliche Zitate* zu untermauern. Wichtig ist die Beantwortung der Frage, warum der Patient gerade jetzt kommt.

Empfehlungen aus Sicht der OPD

Symptomatik: Zunächst ist die Schilderung der Beschwerden von Interesse. Diese können die Bedeutung von Symptomen im engeren Sinne, aber auch von symptomwertigen Verhaltens- und Erlebensweisen haben, insbesondere von dysfunktionalen Beziehungsgestaltungen. Diese Beziehungsschwierigkeiten werden vom Patienten entweder unter dem Aspekt geschildert, dass andere Personen dem Patienten immer wieder Schwierigkeiten bereiten, oder der Patient kann bereits einen eigenen Anteil an den Schwierigkeiten zumindest teilweise reflektieren. In beiden Fällen ist das Leben des Patienten mehr oder weniger von Beziehungsschwierigkeiten belastet, die einen wichtigen Anteil an seinen Beschwerden haben (z. B. Arbeitsplatzverlust, Trennungen).

Zur systematisierten Beschreibung des subjektiven Beschwerdeerlebens des Patienten bieten sich die Items der OPD-Achse I «Krankheitserleben und Behandlungsvoraussetzungen» an. Diese bieten die Möglichkeit zu erfassen, welche Aspekte der Patient für die Entstehung und

Beeinflussung seiner Erkrankung verantwortlich macht. Zur Verdeutlichung der Krankheitswertigkeit der geklagten Beschwerden kann es hilfreich sein, die Formulierungen des Patienten zu seinem Zustand zunächst wörtlich zu zitieren, sie dann aber auch klinisch bzgl. ihrer Krankheitswertigkeit einzuschätzen. Aufschlussreich ist meistens auch die Dauer der Störung, der Leidensdruck und die Bedingungen, unter denen sich die Symptomatik verschlechtert bzw. verbessert. Wichtig für die Beurteilung der Störungsschwere sind weiter die sich für den Patienten im Lebensalltag ergebenden Einschränkungen durch die Symptomatik.

Krankheits- und Behandlungskonzept des Patienten: Im Kontext der Symptomdarstellung stellen Patienten üblicherweise implizit oder explizit dar, was sie von einer Behandlung erwarten und auf welchem Wege aus ihrer Sicht eine Veränderung erreicht werden kann. Hierbei ergibt sich ein Eindruck über die Krankheits- und Veränderungskonzepte des Patienten. Diese beiden Aspekte werden in Achse I konzeptionalisiert und sollten an dieser Stelle besonders mit Blick auf die Behandlungsprognose (Punkt 6.9) Erwähnung finden. Die Art der jeweiligen Beschwerdeschilderung (körperlich, psychisch, sozial) kann, muss allerdings nicht, mit dem Krankheitskonzept (somatisch, psychologisch, sozial) und den damit verbundenen Veränderungskonzepten (körperliche oder psychische Behandlung, sozialer Bereich) korrespondieren.

6.2.2 Punkt 2 des Berichts: Kurze Darstellung der lebensgeschichtlichen Entwicklung

Vorgaben zur Berichterstellung

In den Richtlinien der Antragsformulierung wird auf die *Familienanamnese*, die *körperliche Entwicklung*, die *psychische Entwicklung* und die *soziale Entwicklung unter Berücksichtigung von Schwellensituationen* hingewiesen.

Empfehlungen aus Sicht der OPD

Dieser Abschnitt und die Beschreibung der in den Richtlinien genannten Entwicklungslinien bieten Gelegenheit, Material zu den psychodynamischen Achsen der OPD (Beziehung, Konflikt und Struktur) darzustellen.

Zusammenhang von äußeren Fakten und innere Bedeutungen: Die biografische Anamnese soll einerseits Aufschluss geben über die äußeren Bedingungen und Belastungen, unter denen sich ein Patient entwickelt hat, andererseits über die inneren Bedeutungen, die er diesen Umständen zugewiesen hat (und die er in ähnlicher Weise aktuellen Ereignissen zuweist). Die äußeren Fakten der biografischen Entwicklung für sich genommen sind oftmals wenig erklärend, wenn Ausführungen dazu fehlen, welche Vorstellungen diese Fakten im inneren Erleben des Patienten hinterlassen haben. Umgekehrt lässt sich das subjektive Erleben des Patienten und seine persönliche Art der Wahrnehmung und Verarbeitung oft nicht richtig einschätzen, wenn die objektiven biografischen Bedingungen und äußere Fakten ganz fehlen. Dieser doppelte Blick auf die äußeren biografischen Bedingungen und ihren inneren Niederschlag gelingt am leichtesten bei Patienten mit konfliktbedingten Störungen. Bei strukturell gestörten Patienten kann es passieren, dass eine Exploration der äußeren biografischen Realität weitgehend misslingt. Wenn biografische Belastungen dennoch eruiert werden können (z. B. reale Verluste, Alkoholismus der Eltern, Krankheiten, soziale Notstände etc.), dann erfahren wir bei solchen Patienten wenig über innere Bedeutungen, die diese Belastungen für sie haben oder gehabt haben. Immerhin kann die Tatsache solcher schweren Belastungen die Entstehung der vorhandenen strukturellen Beeinträchtigungen für den Untersucher zumindest global verstehbar machen. Ähnliches gilt für die Schilderung wichtiger Bezugspersonen. Die Plausibilität und Plastizität dieser Darstellung gibt erste Hinweise über das Strukturniveau des Patienten. Sind die Schilderungen lebendig, nachvollziehbar und gut passend zur ansonsten dargestellten Lebensrealität, spricht dies eher für ein gutes Strukturniveau. Demgegenüber geht eine stereotype, unverständliche und mit den Interessen des Patienten verschwimmende Darstellung der Objekte eher mit einem schlechteren Strukturniveau einher.

Fokussierung bei der Erfassung des biografischen Materials: Hier gilt es, die entwicklungsrelevanten Lebensbereiche abzubilden. Der Abschnitt zur lebensgeschichtlichen Entwicklung im Bericht zum Antrag verliert in der Regel an Prägnanz und Aussagekraft, wenn versucht wird, die Fakten und Zahlen sowie das erhobene biografische Material (Episoden, Szenen) besonders vollständig darzustellen. Wie weiter oben schon bemerkt, wird aus Sicht der OPD deshalb empfohlen, den Anspruch auf Vollständigkeit zurückzustellen und die Auswahl der Fakten und des Materials aus den wichtigen Lebensbereichen an den psychodynamischen Schlussfolgerungen zu orientieren, die im Abschnitt «Psychodynamik» des Berichts dargestellt werden sollen. Die Ausführungen zur lebensgeschichtlichen Entwicklung müssen plausibel darstellen, warum die Psychodynamik diese Form der dysfunktionalen Beziehungsgestaltung, *diese* Konflikte und *diese* strukturellen Einschränkungen als maßgeblich für die Erkrankung herausstellt.

Entwicklungsbedingungen für strukturelle Einschränkungen und Konfliktbereitschaften: Da für die OPD-Einschätzung die Abwägung von konflikt- und strukturbedingten Einschränkungen eine hervorragende Bedeutung hat, sollten an dieser Stelle insbesondere Hinweise auf strukturelle Schwierigkeiten und Konfliktthemen herausgearbeitet werden. Die Ausführungen zur lebensgeschichtlichen Entwicklung geben Hinweise auf die frühen interpersonellen bzw. familiären Konstellationen, die die Internalisierung eines bestimmten Konfliktthemas zur Folge hatten, oder auf defizitäre Entwicklungsbedingungen, die die Reifung der strukturellen Funktionen behinderten. Es kann außerdem an Schwierigkeiten oder problematischen Ereignissen und der Entwicklung (z. B. Scheitern in Schwellensituationen, interpersonelle Verwicklungen, Entwicklungsverzögerungen etc.) verdeutlicht werden, zu welchen Anteilen diese durch innere Konflikte bedingt sind, die in den betreffenden Situationen aktualisiert wurden. Ferner kann erkennbar werden, zu welchem Anteil strukturelle Einschränkungen dazu geführt haben, dass die Bewältigungsmöglichkeiten eines Patienten überfordert waren und er folglich scheiterte. Aus der Darstellung sollten nicht nur die relativen Gewichte von Konflikt und Struktur hervorgehen, sondern auch die spezifischen Konfliktthemen (z. B. Unterwerfung vs. Kontrolle) bzw. strukturellen Einschränkungen (z. B. Selbstwahrnehmung, Steuerung etc.) des Patienten, die jedoch nicht hier, sondern erst in den Abschnitten «Psychischer Befund» und «Psychodynamik» explizit diskutiert und benannt werden.

Bei der Suche nach Hinweisen auf eine Konfliktdynamik, aber auch mit Blick auf die Diagnose der Struktur ist die Exploration von Schwellensituationen (Einschulung, Aufnahme von Beziehungen außerhalb der Familie und zum anderen Geschlecht, Verselbstständigung, berufliche Etablierung, Eheschließung, Geburt der Kinder etc.) und der Umgang mit solchen Herausforderungen im Verlauf der biografischen Entwicklung aufschlussreich. Die Art der Bewältigung solcher Schwellen und das dabei erreichte Niveau geben einen globalen Hinweis darauf, wie stabil oder defizitär die strukturelle Ausstattung ist und wie sich der Patient in seiner Entwicklung im Verhältnis zu seiner Alterskohorte positioniert.

Die auslösende Situation verstehbar machen: Die zuletzt gegebene Empfehlung lässt sich auch so auffassen: Die Darstellung der lebensgeschichtlichen Entwicklung soll zu der auslösenden Situation hinführen und erklären, warum ein Patient mit bestimmten lebensgeschichtlichen Vorerfahrungen genau unter diesen Bedingungen erkranken musste! Sie soll die Geschichte jener Konfliktneigungen und strukturellen Einschränkungen bzw. Vulnerabilitäten darstellen, die in Wechselwirkung mit speziellen aktuellen Umständen zur Entstehung der Symptomatik geführt haben. Die wichtigsten Varianten der Auslösung wurden in Kapitel 4.2 dargestellt. Das Verständnis der auslösenden Situation ist von besonderer Wichtigkeit, weil in ihr nicht nur jene speziellen Konfliktneigungen und Strukturprobleme enthalten sind, die den Kern der Störung ausmachen, sondern weil es zugleich offenbart, welche der potenziell infrage kommenden psychodynamischen Elemente den zentralen Fokus (bzw. die Foki) der psychotherapeutischen Behandlung ausmachen müssen.

6.2.3 Punkt 3 des Berichts: Krankheitsanamnese

Vorgaben zur Berichterstellung

In diesem Abschnitt sollen gemäß des Informationsblatts zur Berichterstellung *alle wesentlichen Erkrankungen, die ärztlicher Behandlung bedurften* oder bedürfen, erwähnt werden, insbesondere bereits *früher durchgeführte psychotherapeutische Behandlungen.*

Empfehlungen aus Sicht der OPD

Unter diesem Punkt sollten die körperlichen und die psychischen Vorerkrankungen und Behandlungen dargelegt werden, weil diese aus psychodynamischer Sicht wichtig sind. Dabei ist auch der Einfluss von körperlichen Erkrankungen auf psychisches Befinden zu beachten.

Körperliche Vorerkrankungen und Behandlungen: Bei der Darstellung der Vorerkrankungen geht es um die Erfassung schwerwiegender Erkrankungen (wie z. B. Karzinom, Colitis ulcerosa, Diabetes) und deren Auswirkungen auf das Leben des Patienten, ferner um Unfälle und Operationen und deren eventuelle Folgeerscheinungen. Psychodynamisch relevant ist die Einschränkung der Alltagsrealität und die Krankheitsbewältigung.

Psychische Vorerkrankungen und Behandlungen: Hier sollte Erwähnung finden, ob es in der Vorgeschichte psychische Probleme von Krankheitswert gab und wie schwerwiegend diese waren. Darüber hinaus sollten eventuelle ambulante Psychotherapien und Klinikaufenthalte genannt werden. Psychotherapieabbrüche sollten als Hinweis auf eventuelle prognostische Einschränkungen beachtet werden (Punkt 6.2.9). Ferner sind psychiatrische oder pharmakologische Vorbehandlungen von Interesse.

6.2.4 Punkt 4 des Berichts: Psychischer Befund zum Zeitpunkt der Antragstellung

Vorgaben zur Berichterstellung

Die in den Vorgaben genannten Merkmale lassen sich in drei Gruppen zusammenfassen: Zum einen Aspekte der Persönlichkeit: *emotionaler Kontakt, Intelligenzleistung, Differenziertheit der Persönlichkeit, Einsichtsfähigkeit, Krankheitseinsicht und Motivation zu Psychotherapie.* Zum Zweiten geht es um Aspekte der psychischen Regulation: *Abwehrmechanismen, Art und Umfang der infantilen Fixierung und Persönlichkeitsstruktur.* Zum Dritten werden psychopathologische Merkmale genannt: *Bewusstseinsstörungen, Störungen der Stimmungslage, der Affektivität, der mnestischen Funktion, Wahnsymptomatik und suizidale Tendenzen*

Empfehlungen aus Sicht der OPD

Aus Sicht der OPD sollten unter diesem Punkt zusätzlich die Beziehung, die Struktur und das Funktionsniveau der Abwehrmechanismen aufgezeigt werden.

Beschreibung des Patienten: Zunächst kann neben einer Angabe über Alter und Beruf ein erster Eindruck vom Patienten geschildert werden. Dieser muss nicht allzu umfangreich sein, aber dennoch prägnante Merkmale des Patienten, wie Aussehen, emotionale Verfassung, Auftreten gegenüber dem Therapeuten oder nonverbaler und verbaler Ausdruck, wiedergeben.

Repetitive dysfunktionelle Beziehungsgestaltung: An dieser Stelle sollte kurzgefasst die repetitive dysfunktionale Beziehungsgestaltung (Achse II) verdeutlicht werden. Informationen hierzu wurden bereits in den vorhergehenden Punkten gesammelt. An dieser Stelle kann die zentrale problematische Beziehungsfigur genannt werden. Dabei liegt das Hauptaugenmerk auf den aktuellen Beziehungsgestaltungen in der Familie, am Arbeitsplatz oder auch in Freundschaften («heute») sowie dem Übertragungsangebot des Patienten (Erlebensperspektive des Untersuchers, Position des Selbst) und der induzierten Gegenübertragungsimpulse (Erlebensperspektive des Untersuchers, Position der anderen) («hier»). Ein weiterer Gesichtspunkt für die Einschätzung kann die frühere Beziehungsgestaltung im Rahmen von therapeutischen Vorbehandlungen oder auch im sonstigen sozialen Umfeld sein («früher»). Im Wesentlichen sollte eine Beziehungsgestalt deutlich werden, bei der geschildert wird, auf welche Weise der Patient sich dysfunktional in Beziehungen verhält und welche Reaktion er im ungünstigen Fall bei anderen auslöst.

Struktur: Die Informationen, die für eine Einschätzung des Gesamtstrukturniveaus dienlich sind, wurden in den vorhergehenden Punkten gesammelt. Hierzu zählen symptomwertige Verhaltens- und Erlebensweisen, speziell im interpersonellen Bereich. Bezüglich der auslösenden Situation sollte die Überforderung struktureller Möglichkeiten deutlich werden. Ein Verständnis der Strukturentwicklung lässt sich aus den biografischen Bedingungen ableiten.

Das Hauptaugenmerk der strukturellen Diagnostik richtet sich auf das Gesamtstrukturniveau. Ein wesentlicher Aspekt zur Beurteilung des Gesamtstrukturniveaus ist die Gestalt der Schilderung des Patienten über sich selbst (Selbstwahrnehmung) und über die anderen (Objektwahrnehmung). Die Objektschilderung erfolgte bereits in Kapitel 6.2.2 und die Selbstschilderung sollte im vorliegenden Kapitel beschrieben werden.

Auch hier gilt, dass die Selbstwahrnehmung aktiv nachgefragt werden sollte, wenn der Patient nicht von sich aus über sich selbst berichtet.

Zur groben Orientierung kann gesagt werden, dass ein eindeutig gutes Strukturniveau eher selten ist, während die meisten konfliktneurotischen Störungen ein mäßiges Strukturniveau aufweisen. Klinisch bedeutsam ist das «mäßig bis gering integrierte Niveau», weil hier bereits erhebliche strukturelle Einschränkungen vorliegen, die durch neurotisches Verhalten überdeckt werden, sodass leicht eine Überschätzung der Patienten (und therapeutische Überforderung) erfolgt. Patienten mit schwerer Persönlichkeitsstörung sind in der Regel durch ein gering integriertes oder gering bis desintegriertes Niveau gekennzeichnet. Der zweite Akzent der strukturellen Diagnostik gilt den einzelnen im Vordergrund stehenden strukturellen Einschränkungen, z. B. Störungen der Impulssteuerung (bei Suchtpatienten), erhebliche Einschränkung der Empathiefähigkeit (bei Borderline-Patienten). Es erscheint zweckmäßig, diese strukturellen Akzente im psychischen Befund zu erwähnen.

Abwehrmechanismen: Die vorherrschenden Abwehrmechanismen sollten benannt und bezüglich des Niveaus eingeschätzt werden (gut integriertes Niveau bis desintegriertes Niveau; vgl. Anhang A). Die klinische Einschätzung der Abwehr (eher intrapsychisch mit Übersteuerungstendenzen oder eher interpersonell mit Tendenzen zur Untersteuerung) sollte zum vorhergehenden Befund der strukturellen Fähigkeiten passen.

6.2.5 Punkt 5 des Berichts: Somatischer Befund bzw. Konsiliarbericht

Vorgaben zur Berichterstellung

Das *Ergebnis der körperlichen Untersuchung* – bezogen auf das psychische und somatische Krankheitsgeschehen – ist mitzuteilen.

Empfehlungen aus Sicht der OPD

Psychologische Psychotherapeuten sollten neben dem Konsiliarbericht, wenn nötig, auch weitere «externe» Befunde anfordern und beilegen. Grundsätzlich sollte auch die körperliche Befindlichkeit sehr ernst genommen werden. Es ist zu prüfen, ob die somato-psychischen Zusammenhänge bereits an anderer Stelle erwähnt wurden.

6.2.6 Punkt 6 des Berichts: Psychodynamik der neurotischen Entwicklung

Vorgaben zur Berichterstellung

Die *neurotische Entwicklung und der intrapsychische neurotische Konflikt* sowie die *symptomauslösenden Faktoren* bilden einen wesentlichen Kern der Psychodynamik, ebenso die *interpersonelle Dynamik* und die *Dynamik der strukturellen Einschränkungen.*

Empfehlungen aus Sicht der OPD

Aus der Sicht der OPD wird hier das Zusammenspiel von interpersoneller Dynamik, Konfliktdynamik, strukturellen Einschränkungen und auslösender Situationen formuliert! Die Psychodynamik ist also der Punkt, an dem alle in den vorigen Kapiteln erwähnten Fäden zusammenlaufen. Dabei bietet es sich an, von der Schilderung der Beziehungsdynamik auszugehen.

Interpersonelle Dynamik: Krankheitsverfassung und Motivation prägen das Auftreten des Patienten im Rahmen des Erstkontakts und bieten erste Hinweise auf seine Beziehungsgestaltung. Die aus dem Lebensalltag, dem vergangenen oder gegenwärtigen familiären Umgang und von vorhergehenden Psychotherapeuten geschilderten Beziehungskonstellationen stellen weitere Puzzlesteine dar, die den Gesamteindruck vervollständigen. Im vorliegenden Kapitel geht es um die Darstellung der Verflechtung zwischen dem Einfluss der Biografie auf die Persönlichkeitsentwicklung des Patienten sowie in umgekehrter Weise um den Einfluss der Persönlichkeit des Patienten auf seine Lebensrealität. Dies lässt sich in der dysfunktionellen Beziehungsgestaltung verdichten. Mit dem Blick auf die Prognose kann bereits an dieser Stelle eine innere Fußnote erfolgen, die das dysfunktionale Beziehungsmuster als Beziehungsfalle für die therapeutische Behandlung markiert.

Verflechtung von Struktur und Konflikt sowie deren Einfluss: Die psychodynamische Fallformulierung stützt sich im Wesentlichen auf die Beschreibung unbewusster Konflikte und struktureller Einschränkungen (ggf. auch von Traumafolgeentwicklung). Für die Einschätzung beider ist das Verständnis der symptomwertigen Verhaltens- und Erlebnisweise wesentlich.

Von besonderem Interesse ist in diesem Kapitel, die gegenseitige Bedingtheit der einzelnen psychodynamischen Aspekte. Da es sich um ein dynamisches Geschehen handelt, sollte insbesondere die Verflechtung von Struktur und Konflikt herausgearbeitet werden. Dies gilt ebenfalls für deren Einfluss auf die Symptomatik, die Beziehungsschwierigkeiten und die Lebensgestaltung. Wichtig ist hierbei, dass die Aspekte Konflikt, Struktur, Trauma nicht nur benannt werden, sondern durch typische Erlebens- und Verhaltensweisen des Patienten belegt und nachvollziehbar geschildert werden.

Gegenseitige Beeinflussung von verschiedenen Faktoren: Der Rückgriff auf biografische oder aktuelle Beziehungsszenen veranschaulicht die theoretischen Überlegungen zur Diagnostik. So wird einerseits deutlich, welche biografischen Bedingungen die Entstehung der Persönlichkeitsstruktur begünstigt haben und andererseits in welcher Weise die Persönlichkeit Einfluss auf die Lebensgestaltung genommen hat. Auch die Widerspiegelung dieses Geschehens in der therapeutischen Situation bildet ein wesentliches Element der Psychodynamik. Wenn sich alle diese Elemente organisch zusammenfügen, entsteht eine stimmige Konstruktion, die ein stabiles Fundament für den Behandlungsplan bietet.

Die Kombination aus Beschwerden und Auslöser wirft ebenfalls ein Licht auf die inneren Bedingungen (Konflikt und Struktur) des Patienten, unter denen das Entstehen der Beschwerden begünstigt wurde. Dabei ist nicht das reale Ereignis entscheidend, sondern die innere Bedeutung des Ereignisses in der subjektiven Erlebniswelt des Patienten. Auch die Frage, welche Bedingungen für die Aufrechterhaltung der Symptomatik sorgen, ist zu prüfen. Manchmal treten sekundär Bewältigungsmodi in Form von Konflikten, entgegenwirkenden Strukturaspekten oder Beziehungsgestaltungen auf, die einerseits das Geschehen stabilisieren, aber andererseits selbst wieder zum Problem werden können. Die Probleme treten dann in der Regel insbesondere in Beziehungen zu Tage.

6.2.7 Punkt 7 des Berichts: Neurosenpsychologische Diagnose zum Zeitpunkt der Antragstellung

Vorgaben zur Berichterstellung

Es ist in den Richtlinien zur Antragstellung gefordert, dass die *Diagnose auf symptomatischer und struktureller Ebene* erfolgt. Ferner sollten noch *andere Befunde* in anonymisierter Form beigelegt werden.

Empfehlungen aus Sicht der OPD

Aus Sicht der OPD sollte neben der Symptomschilderung ein OPD-Befund sowie eine diagnostische Klassifikation nach ICD-10 erfolgen.

Symptomschilderung: Zunächst sollten die wichtigsten psychischen und körperlichen Symptome des Patienten angeführt werden.

OPD-Befunde: Zum Zweiten wird der lebensbestimmende unbewusste Konflikt (oder die Konflikte) genannt und die Einschätzung des Gesamtstrukturniveaus. Darüber hinaus können ggf. einzelne wichtige strukturelle Einschränkungen erwähnt werden.

Diagnostische Klassifikation: Zum Dritten sollte eine Zuordnung zu den Diagnosen der ICD-10 erfolgen (u. U. auch die des Z-Kapitels, die für das klinische Verständnis hilfreich sein können).

6.2.8 Punkt 8 des Berichts: Behandlungsplan und Zielsetzung der Therapie

Vorgaben zur Berichterstellung

Die Behandlungsplanung umfasst die *Begründung für die Wahl der Behandlung*. Es soll ein *nachvollziehbarer Zusammenhang* zwischen der *Art der neurotischen Erkrankung, Sitzungsfrequenz, Therapievolumen und Therapieziel* hergestellt werden.

Empfehlungen aus Sicht der OPD

Aus Sicht der OPD ist in diesem Kapitel neben der Fokusauswahl auch die Frage des Settings in Abhängigkeit von der Fokusauswahl entscheidend.

Zielsetzung der Therapie in Form von Fokusauswahl: Aus der Sicht der OPD spiegelt sich die therapeutische Zielsetzung insbesondere in der Auswahl der zu bearbeitenden psychodynamischen Foki wieder. Diese stehen – ob Beziehungsfokus, Konfliktfoki oder Strukturfoki – im Zentrum der therapeutischen Bemühungen. Eine therapeutisch erzielte Veränderung in den psychodynamischen Fokuspunkten («Einschätzung von Veränderungsprozessen» siehe Kap. 8) korreliert, wie empirisch belegt ist, mit Symptomreduzierung und Behandlungszufriedenheit des Patienten (Rudolf et al. 2012). Bei der Erstellung des Gesamtbehandlungsplans sollten auch Erkenntnisse aus Vorbehandlungen im Sinne einer Antizipation möglicher Probleme bedacht werden.

Setting in Abhängigkeit von der therapeutischen Zielsetzung: Die Breite der therapeutischen Zielsetzung und das therapeutische Vorgehen variieren in den psychodynamischen Behandlungsformen Analytische Psychotherapie und Tiefenpsychologisch fundierte Psychotherapie. Das dysfunktionale Beziehungsmuster des Patienten spielt in beiden Behandlungsformen eine Rolle: In der analytischen Psychotherapie wird angestrebt, das Beziehungsmuster in der Übertragungsbeziehung zu aktualisieren, bewusst zu machen und durchzuarbeiten. In der tiefenpsychologisch fundierten Psychotherapie und speziell in der Kurzzeittherapie gilt es vorrangig, die Beziehungsprobleme in der interpersonellen Konstellation zu verdeutlichen und zu bearbeiten. Die Durcharbeitung des dysfunktionalen Beziehungsmusters beinhaltet immer eine Verknüpfung des aktuellen Erlebens und Verhaltens mit den prägenden biografischen Erfahrungen. Vorausgegangene Psychotherapien ohne nachhaltigen Erfolg und vor allem abgebrochene Behandlungen sollten stets Anlass sein, die Bedeutung eventueller dysfunktionaler Beziehungsmuster zu reflektieren. Vergleichbares gilt für den Konfliktfokus, der in der analytischen Psychotherapie eher in der Übertragungssituation und in der tiefenpsychologisch fundierten Psychotherapie eher in der interpersonellen Konstellation untersucht und durchgearbeitet wird. Dabei wird die tiefenpsychologisch fundierte Psychotherapie auf ein einzelnes aktualisiertes Konfliktthema fokussieren, während die analytische Psychotherapie den Raum bietet, ggf. mehrere Konflikte in ihrer Verflechtung durchzuarbeiten. Über die psychodynamische Zielsetzung hinaus stellt sich die Frage, was angesichts der sozialen Lebenssituation und der gesundheitlichen Verfassung des Patienten therapeutisch realisierbar ist.

Dort wo strukturelle Störungen diagnostiziert wurden, gilt es, diese vorrangig zu bearbeiten. Das geschieht z. B. in einer modifiziert analytischen Psychotherapie (in regressionsbegrenzendem Setting, sitzend, mit strukturfördernden und stabilisierenden Interventionen) oder in einer strukturbezogenen TP, die, im Konsens mit dem Patienten, darauf fokussiert, einige wenige strukturelle Fähigkeiten gezielt zu fördern. Beide Verfahren, AP und TP, haben hierbei ihre Chance, den Patienten in zentral wichtigen Lebensproblemen nachhaltig zu fördern.

6.2.9 Punkt 9 des Berichts: Prognose der Psychotherapie

Vorgaben zur Berichterstellung

Eigenschaften, die dem Gelingen einer Psychotherapie zuträglich sind, werden in diesem Abschnitt des Antrags gemäß der Leitlinie zur Antragstellung fokussiert: *Problembewusstsein, Verlässlichkeit, partielle Lebensbewältigung, Fähigkeit zur Regression, Flexibilität und Entwicklungsmöglichkeiten.*

Empfehlungen aus Sicht der OPD

Indikatoren für die Prognose: Im Hinblick auf die Prognose wirken Aspekte wie der Leidensdruck oder die Überzeugung, dass eine psychische Problematik bzw. ein psychisches Veränderungskonzept vorliegen, günstig. Ebenso stellt das Verhältnis zwischen Veränderungsressourcen und Veränderungshemmnissen (im intrapsychischen oder im psychosozialen Bereich) eine wichtige Information für die Einschätzung der Prognose dar. Dabei spielen die realen Folgen einer möglicherweise chronifizierten neurotischen Entwicklung eine wichtige Rolle!

Strukturelle Störungen und die damit verbundenen Beziehungsprobleme des Patienten belasten verständlicherweise die für eine effektive therapeutische Arbeit so wichtige therapeutische Beziehung – vor allem dann, wenn sie nicht als strukturelle Störung erkannt und therapeutisch adäquat beantwortet werden.

7. OPD im Bericht zum Antrag: Beispielfälle[2]

7.1 Beispielfall 1 (tiefenpsychologisch fundierte Psychotherapie)

(Bezugnahme auf das erste Interview in Kapitel 3)

1. Spontanangaben des Patienten: Der 21-jährige Student berichtet im ersten Kontakt distanziert, aber freundlich über das Auftreten von Angstzuständen vor zwei Monaten. Er ist mit sechs anderen Studenten auf einer beruflich relevanten Studienreise in Amerika gewesen. Nach wenigen Tagen bekam er Angstzustände. Seine Angst bezog sich darauf, die Freundin zu verlieren («Ich habe Angst, sie zu verlieren!»). Es ging ihm schlecht, er habe Herzbeschwerden, Schweißausbrüche und eine starke innere Unruhe gespürt. Er konnte sich nicht mehr auf die mit der Studienreise verbundene Arbeit konzentrieren. Keiner der Freunde konnte ihn beruhigen; er habe die Reise abbrechen müssen. Seither hielten die Beschwerden an. Nach der Reise suchte er eine Verhaltenstherapeutin auf, die habe ihn aber nach zwei Stunden an einen analytischen oder tiefenpsychologischen Therapeuten verwiesen. Er verstehe nicht, wieso er solche Ängste in Zusammenhang mit der räumlichen Trennung von seiner Freundin bekäme. Er habe das Vertrauen in sich verloren und könne sich in seiner Studienarbeit nur schwer konzentrieren (Arbeitsstörung).

2 Bei den Beispielen handelt es sich um echte Behandlungsfälle, deren Antragsberichte anonymisiert und inhaltlich entfremdet wurden. Der dynamische Inhalt blieb dabei erhalten, allerdings wurden die Formulierungen an die OPD angepasst.

Kommentar

Der Patient präsentiert krankheitswertige psychische Beschwerden, wobei er in seinem Krankheitskonzept deutlich psychisch orientiert ist und er nach psychischen Erklärungsmodellen sucht. Er kann seine Angstzustände in Beziehung zu seiner Freundin setzen. Er scheint reflektiert und motiviert für eine konfliktaufdeckende Therapie.

2. Kurze Darstellung der lebensgeschichtlichen Entwicklung: Er ist das jüngste von drei Kindern und im Ruhrgebiet geboren und aufgewachsen. Beide Eltern sind Lehrer. Den Vater schildert er zurückgezogen und ruhig, nicht sehr unternehmungslustig; er ist als Lehrer in einer Schule für körperlich und geistig Behinderte tätig. Die Mutter schildert er als sehr aktiv, aber auch manchmal zurückgezogen und depressiv, sie ist jetzt als Sonderschullehrerin tätig. Die beiden Schwestern sind +3 und +6 Jahre. Als er sechs Jahre alt war, trennten sich die Eltern, die Mutter ist ausgezogen, da der Vater eine Beziehung zu einer anderen Frau hatte. Das hat die Mutter nicht ausgehalten, sie wollte die Beziehung retten, aber es gelang ihr nicht. Der Patient lebte nach der Trennung weiter beim Vater in dem Eigenheim mit einem Hund und seinen beiden Geschwistern. Er behielt einen sehr engen Kontakt zu seiner Mutter und übernachtete häufig in ihrer Wohnung. Er erinnert sich zwar an die Trennung der Eltern im 6. Lebensjahr, aber er erinnert sich nicht an seine emotionellen Reaktionen. Erst jetzt bemerkt er nachdenklich, er könnte sich von der Mutter verlassen gefühlt haben.

Er hat erst die Realschule, später das Gymnasium besucht und das Abitur absolviert. Danach war er ein Jahr im Zivildienst in der Psychiatrie in einer Einrichtung für geistig Behinderte im Fahrdienst tätig. Vor zwei Jahren nahm er das technische Studium auf. Die Reise nach Amerika stand im Zusammenhang mit einem Projekt seines Studiums. Er hatte bisher schon eine Freundin, die sich von ihm nach drei Jahren getrennt hat. Auch damals bekam er Angstzustände, aber nicht so stark wie jetzt. Er schildert seine jetzige Freundin, die er seit zwei Jahren kennt, als sehr sympathisch, offen, sicher und fröhlich. Sie habe klare Pläne, denke nicht so viel wie er und komme gut zurecht. Er sei sehr eifersüchtig. Seine Freundin versichere ihm immer wieder, dass sie keinen anderen

Freund habe. Es komme häufig zu Streit, wenn er von der Freundin ein Signal haben wolle, dass er wichtig sei. Er telefoniere sehr häufig, schreibe ihr SMS und erwarte eine Antwort. Er erwarte, dass alles harmonisch sei, sie soll lustig sein, lachen und ihm das zeigen, dann sei es ein Beweis für ihn, dass sie ihn liebe. Er wolle der wichtigste sein für seine Freundin, dies möchte er immer wieder von seiner Freundin bestätigt haben. Er selbst erlebt sich als kontaktfreudig, offen, kommunikativ, unternehmungslustig, nachdenklich; ruhig, aber auch nach Harmonie suchend. Er habe viele Freunde, die Beziehungen seien meistens etwas distanziert.

Kommentar

Die auslösende Situation für die Angstzustände ist die räumliche Trennung von seiner Freundin. Auch bei der Trennung von der ersten Freundin traten kurzzeitig Angstsymptome auf. Wahrscheinlich sind diese Trennungs- und Verlustängste auf die Trennung von der Mutter im 6. Lebensjahr zurückzuführen. Bis heute versucht er, einen guten Kontakt zu seiner Mutter aufrechtzuerhalten, indem er ihre Nähe sucht. Er ist offensichtlich noch nicht hinreichend von seiner Mutter gelöst, auf die er sowohl Versorgungswünsche als auch ödipale Liebeswünsche gerichtet hat, die er auf seine Freundin überträgt. Das dysfunktionale habituelle Beziehungsmuster, das sich in der Beziehung zu seiner Freundin darstellt, lässt sich beziehungsdynamisch folgendermaßen formulieren: Er hat Angst, im Stich gelassen zu werden, abgewiesen zu werden und in der Freundin ein wichtiges, Geborgenheit vermittelndes Objekt und ein Liebesobjekt zu verlieren. Er reagiert auf diese Angst mit Verstärkung der Kontrolle, aber auch mit Zuneigungsbekundungen. Die Freundin erlebt sein Verhalten als bedrängend, kontrollierend und Bestätigung suchend und beruhigt ihn wie ein mütterliches Objekt. Diese Beziehungsdynamik spricht für einen ödipalen Konflikt (K 6) in Verbindung mit einem Versorgungs- versus Autarkie-Konflikt (K 3) mit dem Leitaffekt Angst, den anderen zu verlieren.

3. Krankheitsanamnese: Außer Kinderkrankheiten und die aktuelle Angststörung ist nach Aussagen des Hausarztes keine organische Erkrankung festzustellen. Eine psychotherapeutische Vorbehandlung gab es nicht.

4. Psychischer Befund zum Zeitpunkt der Antragstellung: Zu dem sehr freundlichen, intellektuellen, etwas affektdistanzierten jungen

Mann ist meinerseits sofort ein Kontakt herzustellen, der sehr von einer väterlich unterstützenden, aber auch steuernden Modalität geprägt ist. Ich erlebe ihn wie einen kleinen Jungen, der in der Beziehung zu Frauen einen väterlichen Rat sucht. Sein Beziehungsangebot hingegen bleibt etwas distanziert. Er will mich offensichtlich prüfen und kontrollieren, ob er sich auch auf mich als den «Richtigen» (Vater) einlassen kann. Das Bedürfnis nach einer steuernden, väterlichen Figur wird im zweiten Gespräch in der Übertragung deutlicher. Diese Beziehungskonstellation steht im Kontrast mit der abhängigen Beziehungskonstellation zu seiner Freundin. Seine Einsichtsfähigkeit in die psychische Bedingtheit des Beschwerdebildes, insbesondere seiner Angstzustände, seiner Verlust- und Trennungsängste sowie seines Kontrollbedürfnisses der Objekte ist vorhanden, aber er findet noch keinen Sinn in seinem Verhalten. Bevorzugte Abwehrmechanismen sind: Intellektualisierung, Rationalisierung und Affektisolierung, die jedoch nur zu einer leichten Wahrnehmungsverzerrung führen. Hinsichtlich des Strukturniveaus besteht punktuell ein mäßig integriertes neurotisches Niveau im Bindungsverhalten. sonst ist die Struktur eher gut integriert. Der psychopathologische Befund ist bis auf die geschilderten Angstzustände unauffällig. Die Stimmungslage ist ausgeglichen.

Kommentar

Es liegen Therapiemotivation und Einsichtsfähigkeit vor, auch die Offenheit in der Mitteilung psychischer Inhalte ist vorhanden. Die beziehungsdynamischen Formulierungen werden für die Formen der OPD-Konflikte K 3 und K 6 genutzt. Strukturdefizite finden sich nicht, nur das Bindungsverhalten scheint mäßig integriert.

5. Somatischer Befund: Es liegen keine organischen Erkrankungen vor.

6. Psychodynamik: Auslösend für die Angststörung sind die räumliche Trennung von der Freundin und die Anwesenheit in einem fernen Land, von wo er die Freundin über Handy oder SMS nur schwer kontrollieren kann. Diese auslösende Situation reaktiviert starke Verlust- und Trennungsängste. Er hat die Sorge, die Geborgenheit vermittelnde Funktion der Freundin nicht mehr für sich erhalten zu können, sie nicht mehr kontrollieren und ihre Reaktionen nicht mehr beeinflussen zu können.

Diese Befürchtungen weisen auf eine bedeutsame Abhängigkeit von der Freundin hin. Die Freundin ist offensichtlich für ihn nicht nur ein Liebesobjekt auf der ödipalen Ebene, sondern auch ein Geborgenheit und Versorgung vermittelndes Objekt. Diese beziehungsdynamische Konstellation kann als Ausdruck des OPD-Konfliktes Versorgung vs. Autarkie (K 3) und eines ödipalen Konfliktes (K 6) gesehen werden. Ein solches Beziehungsmuster zeigt sich sowohl in der Gegenwart in der Beziehung zu seiner aktuellen Freundin, wie in der Vergangenheit zu einer früheren Freundin und auch zur Mutter, worüber er aber noch nicht reflektiert. Die Bedeutung der Trennung der Eltern und der Auszug der Mutter sowie das Verbleiben beim Vater, in der Hoffnung sich von der Mutter lösen zu können, ist als infantiler Kernkonflikt ihm unbewusst. Die Verleugnung ödipaler Rivalitäten um die Zuneigung der Mutter zeigt, sich in seinem ausgesprochenen regressiven Bedürfnis nach Harmonie und freudigem, glücklichem, konfliktfreiem Leben. In der Übertragung zeigt sich das unbewusste Bedürfnis nach einem steuernden Vater, der ihm helfen soll, sich von der Mutter zu lösen.

Kommentar
Die dominanten lebensbestimmenden Konflikte K 3 und K 6 werden aus der Beziehungsdynamik zur Freundin und zum Therapeuten abgeleitet.

7. Neurosenpsychologische Diagnose zum Zeitpunkt der Antragstellung:

- Symptomatik: Angstzustände
- OPD: K 3 Versorgung vs. Autarkie, bedeutsam; K 6 ödipaler Konflikt, bedeutsam; Struktur: mäßig integriert im Bereich Bindung (ST 4.3, ST 4.6)
- ICD-10: Generalisierte Angststörung (F41.1)

8. Behandlungsplan und Zielsetzung der Therapie. Bei guter Therapiemotivation, psychischem Veränderungskonzept und gutem therapeutischen Arbeitsbündnis soll in einer tiefenpsychologisch fundierten Psychotherapie (50 Sitzungen einmal pro Woche) fokussiert der ödipale Konflikt in Verbindung mit den Geborgenheitswünschen in der Beziehung zur Freundin bearbeitet werden. Dadurch sollen die autonome

Lebens- und Beziehungsgestaltung des Patienten und reifere Liebesobjektwahlen gefördert werden.

9. Prognose der Psychotherapie: Bei dem oben definierten Therapieziel spielen hinsichtlich einer positiven Prognose die gute Reflexionsfähigkeit des Patienten und seine Fähigkeit, sich auf eine interpretative Bearbeitung einzulassen, eine besondere Rolle. Die Prognose wird insgesamt als eher günstig angesehen, da die partielle Lebensbewältigung und die Wahrnehmung seiner jetzigen Aufgaben im Studium gesichert sind. Unsicher bleibt, ob sein Leidensdruck für eine kontinuierliche Aufrechterhaltung der Therapie hinreichend ist.

7.2 Beispielfall 2 (modifizierte analytische Psychotherapie)

(Bezugnahme auf das zweite Interview in Kapitel 3)

1. Spontanangaben der Patientin: Die 28-jährige Studentin kommt nach einer stationären psychiatrischen Behandlung wegen Suizidalität und Selbstverletzungstendenzen auf Überweisung der psychiatrischen Kollegen zu einer Psychotherapie. Sie ist eine schwarz gekleidete, schlanke, junge Frau, die fast mager wirkt. Sie hat ein sehr blasses Gesicht und schwarzes, kurz geschnittenes Haare. Am Anfang des Interviews erscheint sie sehr starr, kontrolliert, distanziert und verschlossen. Ihre Mimik zeigt Verachtung. Sie gibt an, dass die Suizidalität schon seit ihrem 10. Lebensjahr bestehe. Sie wolle einfach nicht mehr leben. «Der Selbstmord spielt die einzige und wichtigste Rolle in meinem Leben.» Bisher hat sie keinen Selbstmordversuch unternommen, wie sie auf Nachfrage angibt. Sie bringe sich aber manchmal in andere Gefahrensituationen, z. B. spritze sie sich pyrogene Substanzen in die Haut und verletze sich an den Unterschenkeln mit Nadelstichen. Anamnestisch spricht sie von einer Magersucht im 15. Lebensjahr, für die keine Behandlung erfolgte. Sie schildert die Erkrankungen wie selbstverständlich, als könnte es für sie nicht anders sein. Sie schildert auch die Selbstverletzungen mit großer Distanz. Sie berichtet noch über Arbeitsstörungen, sie könne ihr Studium nicht fortführen.

Kommentar

Die Patientin präsentiert eine gravierende Symptomatik mit chronischer Suizidalität und Selbstverletzungen sowie eine Magersucht in der Vorgeschichte. Die Störung besteht schon seit der Pubertät, Beziehungsschwierigkeiten gibt sie nicht an. Das Krankheitskonzept scheint eher psychisch orientiert. Ihre Beziehungsgestaltung ist sehr distanziert, verschlossen und verächtlich. In der Gegenübertragung ergibt sich eine Haltung von Vorsicht, ihr nicht zu nahe zu treten. In der Lebensgestaltung ist die Patientin durch ihren Zustand eingeschränkt (Arbeitsstörungen im Studium). Ihre Symptomatik weist auf eine strukturelle Störung (Impulssteuerung, Selbstwertsteuerung) hin. Trotz distanzierter Darstellung ist der Leidensdruck spürbar.

2. Kurze Darstellung der lebensgeschichtlichen Entwicklung: Sie ist in einer Großstadt im Ruhrgebiet geboren, die Familie des Vaters stammt aus Armenien. Die Mutter ist Deutsche. Sie ist das einzige Kind, da die Eltern sich nach ihrer Geburt im ersten Lebensjahr trennten. Sie hat kein eigenes Bild vom Vater, nur über die Erzählungen der Großmutter und Mutter. Der Vater soll sehr weich gewesen sein, darum habe sich die Mutter, die jetzt als Managerin arbeitet, wohl auch von ihm getrennt und nach der Trennung nicht wieder geheiratet. Die Patientin wuchs meist bei den Großeltern mütterlicherseits auf. In der Großmutterbeziehung fand sie eher eine liebevolle Unterstützung, in der Mutterbeziehung hingegen fühlte sie sich abgelehnt, willkürlich behandelt, ungeliebt, nicht gewollt. Die Mutter würde sie als missraten und undiszipliniert bezeichnen. «Die Mutter hat sich ein anderes Kind gewünscht» … Sie sei für die Mutter manchmal wie ein «Teufel in Menschengestalt» gewesen. Die Patientin absolvierte die Grundschule und das Gymnasium ohne Probleme. Nach dem Abitur studierte sie zunächst ein naturwissenschaftliches Fach, brach das Studium ab und studiert jetzt Literaturwissenschaft und Philosophie. Sie hat hohe Ansprüche und stellt sich auch als überlegen dar. Männliche Freunde werden nur kurz erwähnt, es gibt offensichtlich sehr kurze Episoden, sie will aber nicht darüber reden. Sie spricht sehr ausführlich über eine 5 Jahre ältere Freundin, mit der sie seit dem 14. Lebensjahr eng verbunden war, die ebenfalls zur Suizidalität und Selbstverletzungen neigte. «Wir waren seelenverwandt … sie war für mich der Mittler zwischen mir und der Welt». Wahrscheinlich infolge einer Selbstverletzung ist die Freundin vor sechs Jahren an einer Sepsis verstorben. Die Patientin ist im Vergleich zu ihrem sonst so kontrollierten Verhalten emotionell bewegt, als sie über die Freundin spricht. Sie habe der Freundin nicht rechtzeitig helfen können und mache sich deswegen Vorwürfe. Sie vermittelt den Eindruck, dass sie über die sexuelle Orientierung nicht sprechen will, nach meinem Eindruck hat sie eine homosexuelle Orientierung. Nach ihren anamnestischen Angaben bestehen die Suizidgedanken, die Selbstverletzungstendenzen wie die Magersucht seit der Pubertät. Die jetzige Arbeitsstörung und die Suizidalität bringen sie dazu, dass sie sich an die Psychiatrie wendet, da die Gefahr der Exmatrikulation besteht.

Kommentar

Sie schildert die Mutterbeziehung nur negativ und keinen positiven Aspekt. Dies negative Mutterbild ist internalisiert. Sie erlebt sich wie der von der Mutter abgelehnte Vater. Die Beziehung zu der Freundin lässt jedoch erkennen, dass sie offensichtlich harmonisch verschränkende, fusionäre Beziehungen sucht, die aber auch einen destruktiven Charakter haben (Selbstverletzungen). Wie schon die Beziehungsgestaltung zum Untersucher und auch die zur Mutter zeigt, sind strukturelle Störungen ausgeprägt. Die sexuelle Orientierung bleibt noch unklar. Der intellektuelle Bereich scheint gut entwickelt. Der Beginn der Symptomatik ist wahrscheinlich auf die beginnende Entwicklung von Triebwünschen bzw. die Entwicklungsaufgaben der Adoleszenz (z. B. Ablöseimpulse) zurückzuführen.

3. Krankheitsanamnese: Außer Kinderkrankheiten und den schon erwähnten Krankheiten werden keine somatischen Erkrankungen angegeben. Mit den Stichverletzungen ging die Patientin nicht zum Arzt. Sie war nicht in ärztlicher oder psychiatrischer Vorbehandlung bis zur jetzigen stationären Aufnahme. Vor drei Jahren hat sie eine Psychotherapie begonnen und abgebrochen, als der Therapeut auf den Tod der Freundin zu sprechen kam. Sie wolle nicht «öffentlich» weinen.

4. Psychischer Befund zum Zeitpunkt der Antragstellung: Es wird ein dysfunktionales Beziehungsmuster erkennbar: Die Patientin bleibt über lange Zeit im Kontakt sehr distanziert, teilweise kritisch, teilweise verächtlich und abwertend. Ich erlebe die Patientin so, dass sie sich abschottet, kontrolliert, mitunter aber auch scharf attackiert. Die Patientin erlebt, dass andere sich von ihr abwenden oder sie angreifen oder entwerten. Sie reagiert in ihrem Erleben darauf, indem sie sich anpasst und selbst entwertet, andererseits aber auch abschottet und sich kontrolliert. Das Verhalten der Patientin veranlasst andere – auch mich in der Gegenübertragung –, sich beschwichtigend zurückzunehmen oder vorsichtig mit ihr umzugehen oder sich zu bemühen ihre Distanziertheit zu überwinden und zu durchbrechen. Die strukturellen Einschränkungen sind ausgeprägt und auf überwiegend geringem Strukturniveau: Hinsichtlich der Selbstwahrnehmung (ST 1.1) erscheint die Patientin oft intellektualisierend, es ergibt sich keine kohärente Darstellung der eigenen Person, allenfalls eine überhöhte. Im affektiven Ausdruck (ST 1.2) dominieren Verachtung, Ekel und Ablehnung. Die Selbst-Objekt-Differenzierung (ST 1.4) ist deutlich erschwert, die Objekte scheinen in ihrer Schilderung mit Eigenschaften der Patientin ausgestattet und umgekehrt (z. B. Freundin). Auch eine ganzheitliche Objektwahrnehmung (ST 1.5) ist nicht möglich (Mutter), es werden nur negative Affekte wahrgenommen oder nur idealisierte positive (Freundin). Ihre Impulssteuerung (ST 2.1) ist gestört (Selbstverletzung, Suizidalität). Zugleich ist eine kompensatorische Übersteuerung im Verhalten festzustellen. Sie wird von negativen Affekten überflutet, die sie ausagiert oder gegen sich wendet (ST 2.2). Die Regulierung des Selbstwertes (ST 2.3) ist nur gering, es besteht eine große Kränkbarkeit. Impulse werden insbesondere interpersonell und nicht intrapsychisch verarbeitet.

Im Kontaktverhalten (ST 3.4) ist die Patientin eher aggressiv entwertend oder auch kontrollierend distanziert. Ich spüre im Kontakt mit ihr eine große Distanz und werde zu Überengagement oder aber Rückzug verleitet. Ihre Empathie (ST 3.6) scheint ebenfalls eingeschränkt. Hinsichtlich der Bindung an äußere Objekte (ST 4.4) zeigt sie eine deutliche Objektabhängigkeit, in der sie aber Hilfe anderer (z. B. Therapeuten) nicht annehmen kann (ST 4.5) sondern eher aggressiv zurückweist. Bindungen zu lösen (ST 4.6) fällt ihr sehr schwer, da Trennung und Verlust, wie z. B. bei der Freundin, zur Desintegration geführt haben. Das Abwehrniveau ist überwiegend intellektualisierend, affektabwehrend im Sinne der Isolierung und Wendung der Aggression gegen die eigene

Person. In den Beziehungsmustern erkennt man deutlich die Über-Idealisierungen und die Spaltungen. Diese Abwehrformen sind sowohl intrapsychisch wie interpersonell organisiert.

Zusammenfassend wird eine gering integrierte Persönlichkeitsstruktur diagnostiziert. Aus psychopathologischer Sicht ist die Patientin bewusstseinsklar, allseits orientiert, zeigt rationales Denken und keine Denkstörung sowie ein retentives, zwanghaftes und depressives Verhalten bei chronischer Suizidalität.

Kommentar

Die Untersuchung weist auf strukturelle Störungen (geringes Strukturniveau) hin, die im einzelnen benannt werden.

5. Somatischer Befund: Patientin zeigt bei der körperlichen Untersuchung keine Auffälligkeiten. An den Beinen sind die aufgrund der Selbstverletzung entstandenen Narben festzustellen. Bei einer Größe von 158 cm wiegt sie jetzt 52 kg. Auffällig sind die Handbewegungen, mit denen sie während des Erstgespräches ihre rechte Hand schließt und öffnet. Ein Grund dafür ist nicht zu eruieren. Ärztliche Berichte über Vorerkrankungen liegen nicht vor.

6. Psychodynamik: Die Strukturstörung ist wohl am ehesten auf eine wenig Sicherheit vermittelnde frühe Mutterbeziehung zurückzuführen. Diese frühen Beziehungserfahrungen waren offensichtlich wenig haltgebend, sodass ein beruhigendes Selbstobjekt nicht internalisiert werden konnte und bedrohliche bis verfolgende Objektvorstellungen überwogen. Daher blieb die Patientin abhängig von äußeren symbiotischen und fusionären Beziehungsmustern. Das führte zu beziehungsdynamischen Problemen in der Aufnahme und Gestaltung von realen Beziehungen. Die Beziehungen waren einerseits geprägt von symbiotischen Beziehungswünschen, zum anderen von distanziertem und verachtendem Beziehungsverhalten bei einer zu vermutenden hohen Bedürftigkeit nach Nähe. Im Einzelnen zeigten sich bei der diagnostizierten Strukturstörung insbesondere Defizite in der Selbstreflexion, der Affektdifferenzierung und der Selbst-Objekt-Differenzierung. Auch die Impulssteuerung und die Selbstwertregulierung sind erheblich eingeschränkt, sodass es zum Ausagieren von Impulsen und zu starken Kränkungsreaktionen kommt. Eine Strukturstörung zeigt sich auch im Bereich der Kontaktaufnahme, der Empathie und der Internalisierung, sowie der Fähigkeit, Hilfe anzunehmen. Als Konflikte lassen sich schemenhaft Selbstwertkonflikte und Schuldkonflikte feststellen, d. h., dass keine störungserklärenden Konflikte vorliegen, da die strukturellen Einschränkungen maßgeblich sind.

Kommentar

Die Strukturstörung steht im Vordergrund. Als auslösende Situation lassen sich die nicht bewältigten Entwicklungsaufgaben in der Pubertät und Adoleszenz verstehen. Sie war bei aller intellektuellen Stärke nicht in der Lage, die affektiven Spannungen, die in der Pubertät und in der Adoleszenz entstanden sind, zu verarbeiten.

7. Neurosenpsychologische Diagnose:

- Symptomatik: chronische Suizidalität, selbstverletzendes Verhalten, Arbeitsstörung
- OPD: gering integrierte Persönlichkeitsstruktur
- ICD-10: Emotional instabile Persönlichkeitsstörung vom Borderline-Typ (F60.3)

8. Behandlungsplan und Zielsetzung der Therapie: Aufgrund des zentralen Beziehungsmusters der Patientin, sich aus Schutz vor zu großer Abhängigkeit und Nähe zu distanzieren und die Objekte zu entwerten, ist zunächst das therapeutische Ziel, ein sicheres Arbeitsbündnis zu erarbeiten. Als nächstes Ziel sollen insbesondere die Strukturdefizite bearbeitet werden. Als erster Fokus wird die Selbstwahrnehmung ausgewählt, insbesondere hinsichtlich der Affektdifferenzierung und als weiterer Fokus die Bearbeitung negativer Affekte in den Objektbeziehungen wegen der Dominanz des negativen mütterlichen Introjekts. Dabei soll es auch zu einer Verbesserung der Selbst- und Objektdifferenzierung kommen. Dies soll im Rahmen einer modifizierten analytischen Psychotherapie mit 2 Stunden pro Woche im Sitzen geschehen. Dabei wird darauf geachtet, dass die aus der negativen Mutterbeziehung stammenden aggressiven Affekte nicht zu frühzeitig in die Übertragung kommen, damit das Arbeitsbündnis nicht destabilisiert wird. Möglichst früh sollen auch Fragen der beruflichen Ausrichtung (Studienprobleme) angesprochen werden.

Kommentar

Der Behandlungsplan stellt auf das Strukturdefizit ab und schlägt eine modifizierte analytische Psychotherapie vor. Als modifizierte analytische Psychotherapie werden sowohl die strukturbezogene Psychotherapie, die übertragungsfokussierte Psychotherapie wie die mentalisierungsbasierte Psychotherapie verstanden.

9. Prognose der Psychotherapie: Bei der Patientin liegt die Überzeugung vor, eine psychische Krankheit zu haben, sie ist jedoch misstrauisch gegenüber einem psychischen Veränderungskonzept, hat auch wenig Veränderungsressourcen hinsichtlich ihrer beruflichen und persönlichen Situation. Es fehlen z. B. externe stützende Objekte, da sie sehr isoliert lebt. Die Offenheit, sich einem psychotherapeutischen Prozess zu überlassen, scheint jedoch erreichbar zu sein. Die persönlichen Ressourcen wie Intelligenz sind vorhanden, die partiellen Verlässlichkeiten hinsichtlich ihrer Lebensbewältigung jedoch nicht. Ihr Leidensdruck, der aufgrund ihrer Distanziertheit nicht immer gut erkennbar ist, aber doch vorhanden zu sein scheint, motiviert sie für die Behandlung. Wenn es gelingt, im Anfang ein tragfähiges Arbeitsbündnis zu erreichen, wird die Prognose als bedingt günstig eingeschätzt, obwohl auch die Gefahr des Therapieabbruchs besteht.

Kommentar

Es kann sein, dass der Leidensdruck nicht ausreicht, eine positive therapeutische Beziehung zu etablieren, um die strukturellen Defizite, insbesondere die erhebliche Kränkbarkeit und die Angst vor einer therapeutischen Beziehung und vor Abhängigkeiten erfolgreich zu bearbeiten. Die persönlichen Ressourcen wie ihre Intellektualität und Reflexivität sind jedoch als ausreichend anzusehen, sodass hier andererseits eine Chance liegt, die Therapie zu einem positiven Ende zu führen.

7.3 Beispielfall 3 (tiefenpsychologisch fundierte Psychotherapie)

1. Spontanangaben der Patientin: Die 30-jährige Verwaltungswissenschaftlerin wird von ihrer Hausärztin geschickt. Sie berichtet, dass sie am Wochenende völlig erschöpft und weinend zusammengebrochen und nun von ihrer Hausärztin eine Woche arbeitsunfähig geschrieben worden sei. Ihre Stimmung sei schon seit längerem schlecht, sie habe Angst vor der Zukunft, fühle sich morgens lustlos und ohne Antrieb. Als Hintergrund für diese Entwicklung schildert sie eine Überforderungssituation an ihrem Arbeitsplatz, wo ihr Vorgesetzter unstrukturiert und in seinen Anweisungen unklar sei, bei daraus entstehenden Fehlern jedoch ihr und anderen Angestellten gegenüber in verletzender Weise vorwurfsvoll und entwertend auftrete. Er sei launisch, was sie rasch auf sich beziehe. Rechtfertigungen oder Klarstellungen ihrerseits höre er sich gar nicht an. Sie halte diese Situation kaum mehr aus, traue sich aber einen Wechsel der Arbeitsstelle nicht zu. Auf Nachfrage werden weitere Beschwerden genannt, die die Patientin schon seit vielen Jahren begleiten: häufige Spannungskopfschmerzen, Schmerzen in Schulter und Nacken; Durchfälle ohne erklärenden somatischen Befund; Einschlaf- und Durchschlafprobleme, nächtliches Grübeln. Aktuell keine Medikation.

Kommentar

Der Abschnitt enthält Material zu den Achsen I und II der OPD. Das subjektive Krankheitsmodell ist psychosozial orientiert, jedoch zunächst auf die belastende äußere Situation begrenzt; entsprechend eingeschränkt erscheint ihr initialer Wunsch nach einer psychotherapeutischen Unterstützung. Im Beziehungsbereich deutet sich eine Konstellation an, in der die Patientin sich verantwortlich und verpflichtet fühlt, den Ansprüchen jedoch nicht genügen kann – und zwar in ihrem Erleben ohne eigenes Verschulden und ohne die Möglichkeit eines richtigstellenden Appells an das Objekt.

2. Kurze Darstellung der lebensgeschichtlichen Entwicklung: Die Eltern sind beide Lehrer. Es gibt eine schwerbehinderte Schwester (–5), die heute in einem Heim lebt, während der Kindheit und frühen Jugend der Patient jedoch zuhause versorgt wurde. Diese sei aufgrund ihrer Störung unberechenbar, habe zuhause keine Grenzen und Regeln respektiert und alle Kräfte der Familie in Anspruch genommen. Die Patientin habe darunter innerlich sehr gelitten, sich nach außen aber zurückgenommen und angepasst. Als die Patientin 12 Jahre alt war, kam die Schwester in ein Heim. Sie habe sich Hoffnungen gemacht, dass nun endlich ein echtes Familienleben beginnen könnte, da habe der Vater die Familie verlassen und eine neue Partnerschaft begonnen. Ihr Verhältnis zur Mutter sei schon in der Kinderzeit durch heftige Auseinandersetzungen geprägt gewesen; die Mutter sei launisch und rechthaberisch, fühle sich rasch angegriffen, Gespräche mit ihr seien daher sinnlos. So sei sie nach der Trennung der Eltern noch mehr auf sich alleine gestellt gewesen. Unauffällige Entwicklung in Schule und Studium mit meist überdurchschnittlichen Leistungen, die die Patientin dennoch kritisch kommentiert («mehr Schein als Sein»). Es gibt einige wenige Freundschaften, in denen sie vorsichtig und distanziert wirkt: Sie könne weder etwas annehmen noch anderen etwas geben; dies belaste ihre Beziehungen. Erste sexuelle Erfahrungen im 17. Lebensjahr,

Kommentar

In der biografischen Entwicklung zeichnet sich eine Konstellation ab, die der von der Patient beschriebenen Situation mit ihrem Vorgesetzten nicht unähnlich ist (das vergebliche Bemühen sich anzupassen und es «richtig» zu machen, der vergebliche Appell an die Objekte). Als basales Konfliktthema im Hintergrund ist ein Defizit an Versorgung zu erkennen zusammen mit der Schwierigkeit, die damit verbundenen Enttäuschungen zu äußern (Konflikt: Versorgung vs. Autarkie; Leitaffekt: Trauer, Depression, Enttäuschung). Ein weiteres Konfliktthema deutet sich in den Kämpfen mit der Mutter an, bei denen es um Macht oder Unterlegenheit zu gehen scheint (Konflikt: Unterwerfung vs. Kontrolle; Leitaffekt: Ärger); etwas davon klang auch in den Auseinandersetzungen mit dem Chef an (vgl. Spontanangaben). Auffällig blass bleiben die Beschreibungen des Freundes und des Vaters, der die Patientin während ihrer Pubertät verlassen hat. Die Bedeutung dieser Beobachtung wird weiter unten in den Abschnitten «Befund» und «Psychodynamik» noch einmal aufgegriffen und bewertet. Bedeutsame strukturelle Einschränkungen lassen sich aus diesen biografischen Informationen erst einmal nicht ableiten.

seit 4 Jahren erstmals in einer festen Partnerschaft mit einem etwa gleichaltrigen Mann, mit dem sie vor einem halben Jahr eine gemeinsame Wohnung bezogen hat. Diese Beziehung wirkt in ihrer Schilderung eng und unzertrennlich, aber auch etwas blass und wenig lebendig. Von dem Partner gewinnt der Zuhörer kein plastisches Bild.

3. Krankheitsanamnese: Keine psychotherapeutischen Vorbehandlungen, keine medizinisch objektivierbaren Symptome und Erkrankungen. In der jüngeren Vergangenheit gab es krankengymnastische Behandlungen wegen der oben berichteten Verspannungen.

4. Psychischer Befund zum Zeitpunkt der Antragstellung: Schlanke 30-jährige Frau mit kurz geschnittenen, dunkelblonden Haaren, im Auftreten steif und zunächst verhalten, in ihren Schilderungen betont vernünftig und gefasst. Im Kontakt ist sie freundlich zugewandt, gibt sich durchgängig zupackend und patent, was vor dem Hintergrund ihrer gleichzeitig spürbaren Erschöpfung und Niedergeschlagenheit bemüht und angestrengt wirkt. Mitunter ist sie angespannt und gereizt, was in kritischen bzw. empörten Äußerungen etwa gegen ihren Vorgesetzten oder die Mutter zum Ausdruck kommt. An solchen Stellen kann sie auch rigide und rechthaberisch wirken. In der Gegenübertragung mischen sich unterschiedliche Tendenzen: Ein fürsorglicher Impuls sie entlasten und bestätigen zu wollen, eine gewisse Reserve und Angestrengtheit als Reaktion auf ihre dominant rigide Seite, in Verbindung damit auch ein Bedauern darüber, dass sie sich (obgleich eigentlich hübsch) so steif und wenig weiblich präsentiert.

Psychopathologischer Befund: Denken inhaltlich auf die aktuellen Konflikte mit ihrem Chef eingeengt; dysphorisch-depressive Grundstimmung, jedoch auflockerbar; ansonsten unauffällig, insbesondere keine Suizidalität, keine Abhängigkeiten.

Abwehr: Insgesamt überkompensatorischer Bewältigungsmodus, der gegenwärtig labilisiert ist; die Abwehr richtet sich einerseits gegen regressive Wiederbelebung von Versorgungswünschen, andererseits gegen die Wahrnehmung der eigenen Enttäuschungswut; Verdrängung, Reaktionsbildung.

Struktureller Befund: Übersteuernde Regulierung eigener Impulse und Affekte, die nur sehr eingeschränkt toleriert oder den Objekten gegenüber zum Ausdruck gebracht werden können; die inneren Objekte sind überwiegend kritisierend und fordernd, wenig fürsorglich; das Strukturniveau ist insgesamt gut bis mäßig.

Kommentar

Die Beziehungsgestaltung in der therapeutischen Situation selbst lässt die Form der Verarbeitung deutlicher werden: Die Patientin bewältigt ihre Versorgungsproblematik in einem aktiv-autarken Modus, der zugleich kontrollierende Züge aufweist. Die beiden Konflikte «Versorgung vs. Autarkie» und «Unterwerfung vs. Kontrolle» erfahren somit eine weitere Bestätigung. Darüber hinaus ergibt sich ein Hinweis auf ein eventuelles ödipales Konfliktthema, insofern sich die Patientin als Frau defensiv zurücknimmt und eher jungenhaft bzw. geschlechtsneutral präsentiert. Diese Beobachtung könnte mit den blassen und indifferenten Beschreibungen des Partners und ihres Vaters in Verbindung gesetzt werden. Wie weiter unten zu sehen sein wird, werden diese Beobachtungen schließlich jedoch keinem eigenen Konflikt zugeordnet, sondern im Kontext der Versorgungsproblematik interpretiert.

Der Befund enthält außerdem weitere Hinweise auf das problematische Beziehungsmuster: Die Patientin präsentiert sich ganz im Gegensatz zu ihrem inneren Erleben nach außen hin als unbedürftig und signalisiert auch in der Untersuchungssituation selbst, dass sie die Kontrolle über die Situation behalten möchte. Es erscheint daher nachvollziehbar, dass sich andere ihr nicht ohne weiteres fürsorglich zuwenden. In der unmittelbaren Begegnung mit ihr werden zudem einzelne strukturelle Schwierigkeiten (Übersteuerung, strenge Introjekte) auffällig, die den Ausführungen zur biografischen Entwicklung so noch nicht zu entnehmen waren.

5. Somatischer Befund: Nach vorliegendem Konsiliarbericht keine somatischen Grunderkrankungen.

6. Psychodynamik: Aufgrund der beschriebenen biografischen Umstände hat die Patientin ihre kindlichen Versorgungswünsche zurücknehmen und einen autarken Bewältigungsmodus aufrichten müssen, der ihre Möglichkeiten sich anzulehnen und zu entlasten reduziert und damit zu einer chronischen Selbstüberforderung geführt hat. Latent drängen Wünsche nach Versorgung bzw. Wiedergutmachung und damit verbunden Enttäuschungsaggressionen an, die abgewehrt werden müssen (zentraler Konflikt: Versorgung vs. Autarkie, aktiver Modus). Durch die äußere Überforderung in ihrer aktuellen Arbeitssituation und eine Wiederholungssituation in der Beziehung zu ihrem Vorgesetzten (ähnlich dem vergeblichen Appell an die Mutter) bricht die Bewältigung nun mit der Folge einer ängstlich-depressiven Symptomatik ein. In der Verarbeitung ist ein zwanghafter Zug sichtbar, der ihrem Auftreten eine kontrolliert-kontrollierende Note und ihren Auseinandersetzungen einen trotzig-unversöhnlichen Charakter gibt. In der Biografie findet sich dieses Konfliktmuster in den Interaktionen mit der Mutter wieder, in der auslösenden Situation im Erleben der Ohnmacht und des Ausgeliefertseins (Konflikt: Unterwerfung vs. Kontrolle, ebenfalls aktiver Modus). Da die Patientin sich aufgrund ihres kontrolliert-autarken Bewältigungsmodus (und der darunterliegenden Enttäuschungsängste) auf intime Beziehungen nur begrenzt einlassen kann, wirkt auch ihre partnerschaftliche Verbindung blass und sie selbst noch nicht weiblich konturiert.

Für die Beziehungsdynamik ist charakteristisch, dass die Patientin sich nur begrenzt involviert, um Versuchungen und Versagungen in Verbindung mit ihrer Versorgungsthematik zu vermeiden. Stattdessen präsentiert sie sich autark und bewirkt auf diese Weise, dass ihre Bedürftigkeit übersehen wird. Ihre Enttäuschung darüber dringt zwar als Vorwurf nach außen durch, wirkt aber auch wegen der rechthaberischen Note provokant, was den Blick auf ihr Versorgungsdefizit zusätzlich verstellt.

Strukturell befindet sich die Patientin auf einem mittleren Integrationsniveau, es dominieren Merkmale der Übersteuerung. Dies betrifft v. a. eigene Impulse und Affekte, die übermäßig kontrolliert werden, außerdem die Kommunikation mit anderen, in der sie die eigenen Interessen einseitig zurücknimmt. Die inneren Objekte wirken streng, fordernd und wenig fürsorglich. Die Patientin verfügt andererseits über gute Fähigkeiten zur Selbstwahrnehmung (und teilweise auch Objektwahrnehmung), das Konfliktgeschehen, die damit verbundenen Affekte und deren Zusammenhang mit den körperlichen Beschwerden lassen sich mit ihr gut untersuchen und ausdifferenzieren.

Kommentar

Die OPD-Konflikte bedürfen nach den vorangegangenen Ausführungen keiner weiteren Kommentierung. Die im Text sehr verdichtet wiedergegebene beziehungsdynamische Formulierung könnte bei expliziter Ausführung für die vier Quadranten des OPD-Schemas zur Beziehungsdiagnostik so lauten:
Erlebensperspektive der Patientin: Die Patientin erlebt, dass andere ihre Leistungen nicht würdigen oder sogar kritisch bewerten und sie im Stich lassen (Items 12. Vorwürfe machen, 15. im Stich lassen). In ihrem eigenen Erleben reagiert sie darauf, indem sie sich trotzig rechtfertigt und gleichzeitig bemüht, allen Anforderungen besonders korrekt gerecht zu werden (Items 18. trotzen, 26. sich anpassen). Erlebensperspektive der anderen: Andere erleben, dass die Patientin sich besonders autonom präsentiert und in Konflikten rasch gereizt, eigensinnig und auch vorwurfsvoll reagiert (Items 17. Selbstständigkeit beanspruchen, 18. trotzen, 12. Vorwürfe machen). Sie antworten darauf, indem sie die Patientin sich selbst überlassen und sich nicht weiter einmischen (Item 17. alleine machen lassen). Genau dies wiederum erlebt die Patientin aber so, dass ihre Leistungen nicht gewürdigt werden und sie im Stich gelassen wird (vgl. oben).

7. Neurosenpsychologische Diagnose zum Zeitpunkt der Antragstellung:

- Symptomatik: Depressive Verstimmung, Verspannungsschmerzen, Schlafstörungen, Durchfall
- OPD-Konflikte: Versorgung vs. Autarkie, außerdem Unterwerfung vs. Kontrolle; jeweils aktiver Modus der Bewältigung
- OPD-Struktur: überwiegend mäßiges Strukturniveau mit einzelnen guten Fähigkeiten und Einschränkungen im Bereich der Steuerung (Übersteuerung) und der Bindung (Introjekte nutzen); insgesamt gutes bis mäßiges Strukturniveau
- ICD-10: F32.1 – mittelgradige depressive Episode; F45.32/38 Somatoforme autonome Funktionsstörung (unterer Gastrointestinaltrakt, skeleto-muskuläres System); F51.0 – nichtorganische Schlafstörung

8. Behandlungsplan und Zielsetzung der Therapie: Es besteht eine psychogene körperliche Symptomatik v. a. in Verbindung mit einem Versorgungs-vs.-Autarkie-Konflikt, der durch eine Krise am Arbeitsplatz aktualisiert wurde und mit einer depressiv-ängstlichen Symptomatik exazerbierte. Der Konflikt ist gut greifbar und der Patientin in Ansätzen bereits zugänglich. Er bietet sich daher als therapeutischer Fokus an. Die zwanghafte-übersteuernde Bewältigung bzw. Abwehr ist zwar ausgeprägt, erscheint aber hinreichend auflockerbar und einer fokal aufdeckenden Herangehensweise nicht hinderlich. Indiziert ist daher eine tiefenpsychologisch fundierte Psychotherapie mit voraussichtlich 80 Sitzungen. Es werden dazu im ersten Schritt 50 Stunden mit Ziffer 35201 beantragt.

Kommentar

Der Versorgungs-vs.-Autarkie-Konflikt wird als zentraler Konflikt benannt und als vorrangiger Behandlungsfokus ausgewählt. Andere Elemente der Psychodynamik, v. a. die Unterwerfungs-vs.-Kontrolle-Thematik, das strukturelle Merkmal der Übersteuerung und die dysfunktionale Beziehungsgestaltung werden bei dieser Gewichtung als Aspekte der dysfunktionalen Bewältigung gesehen und finden durch deren explizite Benennung im Therapieplan Berücksichtigung.

9. Prognose der Psychotherapie: Der Leidensdruck der Patientin ist erheblich, ihr Wunsch nach einer Veränderung entsprechend nachdrücklich und tragfähig. Sie kommt zwar unter dem Druck einer äußeren Belastung, ist sich aber darüber im Klaren, dass ihre Schwierigkeiten über das Aktuelle hinausreichen und mit ihrer Person zu tun haben. Sie wünscht sich eine Unterstützung für die unmittelbaren Schwierigkeiten, aber auch eine bessere Einsicht in ihre inneren Konflikte und Hemmungen. Sie verfügt über Möglichkeiten der Selbstreflexion und kann eigene Affekte und Motive gut wahrnehmen, differenzieren und benennen. Die Beziehungsaufnahme in der therapeutischen Situation ist offen und verbindlich. Die Prognose kann deshalb als gut bewertet werden.

Kommentar

Es finden in diesem Abschnitt verschiedene Items der OPD-Achse I Verwendung, und zwar aus den Bereichen Krankheitserleben, Veränderungskonzepte und Veränderungsressourcen (vgl. Basis- und Psychotherapiemodul).

7.4 Beispielfall 4 (tiefenpsychologisch fundierte Psychotherapie)

1. Spontanangaben der Patientin: Die 29-jährige Betriebswirtin kommt auf hausärztliche Empfehlung in die Praxis. Sie klagt über starke Schlafstörungen, innere Unruhe und häufige Kopfschmerzen; die Beschwerden bestehen seit etwa 3 Monaten. Während der diagnostischen Gespräche thematisiert die Patientin die Symptome eher wenig, dafür aber ausgeprägt die «komische» Beziehungssituation mit ihrem Chef (Besitzer des kleinen Modeladens, in dem sie derzeit arbeitet). Geraume Zeit hätte es eine sexuelle Beziehung gegeben, Fantasien einer verbindlicheren Partnerschaft wurden beiderseitig «abgetan». Frau R. betont die Notwendigkeit einer deutlicheren Abgrenzung ihrerseits, da der Partner offensichtlich Alkoholprobleme habe. Andererseits sei sie es, die immer wieder Nähe suche und sich auch eine Familie mit ihm vorstellen könne. Das Auftreten der Symptomatik steht im Zusammenhang mit der Äußerung des Partners, dass er sie «nicht lieben könne», sich aber weiterhin eine «Beziehung» wünsche. Die Kontaktaufnahme zur Patientin erfolgt freundlich, aber auch versachlichend, distanziert.

Kommentar

Die Patientin präsentiert vordergründig krankheitswertige körperliche Beschwerden, dahinter aber im Wesentlichen eine aktualisierte Beziehungsproblematik. Ihr Krankheitskonzept ist eher psychisch orientiert, auch wenn die Patientin zunächst nur ein sehr vages Erklärungsmodell präsentiert. Sie wünscht eine psychotherapeutische Unterstützung, die in erster Linie eine Symptomreduzierung gewähren soll. Ein sekundärer Krankheitsgewinn ist an dieser Stelle nicht erkennbar. Im Beziehungsbereich problematisiert sie den emotionalen Rückzug des Chef-Freundes. Sie wünscht sich mehr Nähe, rationalisiert aber auch die notwendige Distanzierung in diesem Beziehungsarrangement. Auch im Kontakt zum Therapeuten erscheint die Patientin distanziert.

2. Kurze Darstellung der lebensgeschichtlichen Entwicklung: Die Patientin stammt aus Osteuropa und ist im Alter von 4 Jahren von einem deutschen Ehepaar adoptiert worden. Über die leiblichen Eltern und frühe Beziehungssituation ist nichts bekannt. Die Adoptiveltern trennten sich zwei Jahre nach der Adoption. Es gab Gewalt in der Ehebeziehung, die von dem Mann ausging; die Patientin blieb bei der Adoptivmutter. Diese ging eine neue Beziehung ein, musste aber zunächst aufgrund finanzieller Schwierigkeiten viel arbeiten. Die Patientin beschreibt sie als «verantwortungsvoll, aber wenig emotional». Der neue Pflegevater sei ein launischer und unzufriedener Mann gewesen, der später als Steuerberater gut verdiente. Nach der Geburt zweier Halbgeschwister fühlte sich die Patientin noch isolierter, die Adoptivmutter sei beruflich sehr eingespannt und wenig verfügbar gewesen. Die Patientin entwickelte ein starkes schulisches Interesse und arbeitete sich nach anfänglicher Hauptschulempfehlung wegen eingeschränkter Deutschkenntnisse bis zur Fachhochschulreife hoch. Es folgte ein BA-Studium der Betriebswirtschaft, das sie mit Erfolg beendete. Auch nach Abschluss des Studiums behielt sie den Job in dem Modeladen bei, in dem sie bereits während des Studiums gearbeitet hatte.

Die Patientin hatte seit dem 16. Lebensjahr mehrere kurze Beziehungen, in keinem Fall aber länger als 5 Monate. Das Erleben der Patientin in diesen Beziehungen und auch in der jetzigen Lebenssituation wird nicht sehr deutlich.

Kommentar

Das Nähe-Distanz-Problem der Patientin wird in der Beziehungssituation zum Chef-Freund und in der distanzierten Beziehungsgestaltung in der therapeutischen Situation vor dem biografischen Hintergrund wenig tragfähiger Beziehungen nachvollziehbar. Die Schwere der frühen Beziehungsstörung ist noch nicht gut einzuschätzen. Als Konfliktlinien werden die Themen «Individuation vs. Abhängigkeit» (mit dem Leitaffekt der Angst vor Nähe) sowie «Versorgung vs. Autarkie» (Leitaffekt Enttäuschungsaggression) erkennbar, die in erster Linie aktiv bewältigt werden. Autonomiebezogene Schwellensituationen wurden entsprechend gut gemeistert. Mit Bedürfnissen nach Verbindung und Versorgung, die z. B. in einer Paarbeziehung realisiert werden könnten, kann die Patientin nicht gut umgehen.

3. Krankheitsanamnese: Außer den üblichen Kinderkrankheiten ist nichts bekannt. Psychotherapeutische Vorbehandlungen fanden nicht statt.

4. Psychischer Befund zum Zeitpunkt der Antragstellung: Es handelt sich um eine schlanke Frau mit kurzem dunkelbraunem Haar. Die Kontaktaufnahme erfolgt freundlich zugewandt, aber auch von ängstlichem Misstrauen grundiert. Die wichtigen Objekte werden als wenig bezogen oder unzuverlässig beschrieben und wenden sich letztlich ab, was die Patientin zur kontrollierenden Distanz veranlasst. In der Beziehungsgestaltung konstelliert sich schnell eine Situation, in der sie sich unabhängig und selbstreflektierend präsentiert; erst im Laufe der Zeit darf sie das Gefühl der Ohnmacht in Beziehungen erkennen lassen. In der Gegenübertragung entstehen kaum Gefühle von Mitleid, sondern auch der Gedanke, sie wieder «ziehen zu lassen, weil sie ja eigentlich nichts will». Allmählich stellt sich ein Gefühl gegenseitiger Verbundenheit ein, das aber doch immer wieder auch unsicher bleibt. Eine empathische Erfassung der Affekte beim anderen sowie die Mitteilung eigener Wünsche und Gefühle sind der Patientin nur eingeschränkt möglich, wobei insbesondere die Selbstwahrnehmung und der Bereich der Internalisierung strukturell beeinträchtigt erscheinen. Die Beziehungsgestaltungen erscheinen auf dyadische, deutlich objektabhängige Konstellationen eingeschränkt. Die Einsichtsfähigkeit in psychodynamische

Kommentar

Die Beziehungsgestaltung (OPD-Achse Beziehung) der Patientin und ihr Übertragungsangebot verweisen auf das ängstliche Misstrauen der Patientin und ihre Zweifel an der Verlässlichkeit der Objekte. Auf Itemebene ließe sich das interpersonelle Geschehen folgenermaßen abbilden: Die Patientin erlebt andere immer wieder enttäuschend, vernachlässigend und sich aus dem Kontakt ziehend (15, 16, 32). Sie reagiert mit durchaus verzweifelter Suche nach Kontakt, die Sie eher als «helfen müssen» (7) versteht, aber auch mit Rückzug (32) als Selbstschutz. In der Übertragungssituation wird deutlich, wie sehr sie den Therapeuten kontrollierend auf Abstand hält (10, 32). Man reagiert Ihr gegenüber dann mit dem Gefühl, sie «ziehen lassen zu wollen» (1), obwohl man ihre Not spürt. Es entsteht keine wirkliche Responsivität, weil man sich auch innerlich zurückzieht (32). Dieses Geschehen wird im Blick auf das eingeschränkte Strukturniveau (OPD-Achse Struktur) am Beispiel von Selbst- und Objektwahrnehmung, Bindungsfähigkeit und Abwehr beschrieben. Die zugehörige Konfliktdynamik (OPD-Achse Konflikt) wird im folgenden Abschnitt diskutiert.

Zusammenhänge ist vordergründig gegeben, jedoch erscheint die Abwehr eher rigide. Strukturelle Einschränkungen lassen sich im Bereich der Affektdifferenzierung, der Objektwahrnehmung und der Internalisierung erkennen. Das Gesamtstrukturniveau wird als mäßig bis gering integriert eingeschätzt. Die Patientin ist bewusstseinsklar, es finden sich keine formalen oder inhaltlichen Denkstörungen, Suizidalität besteht nicht, impulsives oder selbstverletzendes Verhalten trat zu keiner Zeit auf.

5. Somatischer Befund: Nach vorliegendem Konsiliarbericht keine somatischen Grunderkrankungen.

6. Psychodynamik: Die strukturelle Brüchigkeit der Patientin, erkennbar an der fehlenden Fähigkeit zur Affektdifferenzierung und ihrer Übersteuerungstendenz, verbunden mit dem störbaren Gefühl innerer Verbundenheit (fehlende Internalisierung positiver Objekte) und der verzweifelte Versuch, sich über Leistung narzisstisch zu stabilisieren und eine Individuation zu erreichen, verweisen auf das Vorliegen eines Individuations-Abhängigkeits-Konflikts. Auch orale Versorgung und eine Tendenz in Richtung verstärkter Autarkie (Versorgungs-Autarkie-Konflikt) erscheinen psychodynamisch bedeutsam. Die Beziehung zu dem ambivalenten Chef-Freund mobilisiert zugleich regressive Bedürfnisse und Nähe-Ängste. Zurückweisung des Partners überfordert die strukturellen Fähigkeiten der Patientin. Die emotionalen Seiten des Geschehens werden kaum erlebt, sodass vegetativ-somatische Beschwerden in den Vordergrund treten.

Kommentar
Die lebensbestimmenden Konflikte und ihre strukturellen Aspekte werden beschrieben. Es wird dargestellt, wie die symptomauslösende Beziehungsproblematik die basalen Konflikte der Patientin berührt und ihre strukturellen Fähigkeiten überfordert.

7. Neurosenpsychologische Diagnose zum Zeitpunkt der Antragstellung:

- Symptomatik: anhaltende Schlafstörung und Kopfschmerzen
- OPD-Konflikte: Individuation vs. Abhängigkeit, Versorgung vs. Autarkie
- OPD-Struktur: eingeschränktes Strukturniveau (mäßig bis gering integriert), eingeschränkte Affektwahrnehmung und Internalisierungsfähigkeit
- ICD-10: F45.1 – undifferenz. Somatisierungsstörung; F51.0 – nichtorgan. Schlafstörung

Kommentar

Die symptombezogenen ICD-Diagnosen erscheinen vergleichsweise wenig schwerwiegend, während zugleich tief greifende Konflikte und strukturelle Einschränkungen beschrieben werden. Das spricht für eine derzeit noch funktionierende, aber rigide Abwehr; bei deren Labilisierung könnte die schwerwiegende Persönlichkeitsproblematik der Patientin zum Vorschein kommen.

8. Behandlungsplan und Zielsetzung der Therapie: Im Verlauf der probatorischen Gespräche stellte sich eine spürbare Entlastung der Patientin ein, die mit einer zunehmenden Sicherheit in der therapeutischen Beziehung einherging. In dieser Stabilisierungsphase stand ich als verlässliches Objekt zur Verfügung, mit dessen Hilfe die Patientin zunächst ihre unsichere Realitätsprüfung bearbeiten konnte. Dazu gehörte auch eine faktische Distanzierung aus der wenig aussichtsreichen Partnerbeziehung und Überlegungen, eine andere, der eigenen Ausbildung angemessene Anstellung zu finden.

Es wird die Indikation für eine weitere regressionsbegrenzende, ichstützende, strukturell fördernde Behandlung gestellt. Als fokale Therapieziele stehen zunächst eine nachhaltige Stabilisierung, Verbesserung der Introspektionsfähigkeit und Korrektur der Übersteuerungstendenz im Vordergrund. Ob die schwierige Internalisierungsthematik mit den zu erwartenden heftigen Affekten weitergehend bearbeitet werden kann, wird sich im weiteren Verlauf erweisen. Es werden 50 Sitzungen tiefenpsychologisch fundierte Psychotherapie beantragt. Die Behandlung soll einmal wöchentlich im Sitzen stattfinden.

Kommentar

Angesichts der rigiden Abwehr und dahinterliegenden tief greifenden Konflikte und biografischen Belastungserfahrungen wird zunächst eine verbesserte Bewältigung der aktuellen Lebens- und Beziehungssituation angestrebt. Die dahinterliegende frühe Beziehungsproblematik soll beachtet aber nicht ausdrücklich fokussiert werden. Die interpersonelle Dynamik ist nicht als neurotische Kompromissbildung, sondern als Bewältigung der strukturellen Vulnerabilität zu verstehen.

9. Prognose der Psychotherapie: Die Patientin ist zur tiefenpsychologisch fundierten Bearbeitung der genannten Problematik motiviert. Während der probatorischen Sitzungen stellt sich eine tragfähige Beziehungskonstellation ein, bei der die Patientin in ausreichendem Maße zu einer therapeutischen Ich-Spaltung in der Lage ist. Sie ist hinreichend introspektionsfähig und bemüht, die angebotenen therapeutischen Interventionen aufzugreifen und im Alltagsleben umzusetzen.

Kommentar

Angesichts der beschriebenen Nähe-Distanz-Problematik der Patientin erscheint eine vorsichtige, verlässliche therapeutische Unterstützung in der Bearbeitung des aktualisierten Konfliktthemas am ehesten aussichtsreich. Es ist vorstellbar, dass die Patientin sich damit stabilisieren kann. Es ist aber auch denkbar, dass sie ein tiefergehendes Behandlungsanliegen im Blick auf ihre Persönlichkeitsproblematik entwickelt, sodass u. U. eine Umwandlung in ein modifiziert analytisches Vorgehen denkbar ist.

7.5 Beispielfall 5 (tiefenpsychologisch fundierte Psychotherapie)

1. Spontanangaben des Patienten: Der 42-jährige Wirtschaftsingenieur kommt auf Empfehlung seines behandelnden Psychiaters. Herr E. berichtet von wiederholten «Zusammenbrüchen» mit ausgeprägten Symptomen von Angst und Depression. Vor etwa zehn Jahren sei es im Zusammenhang mit einer «explosiven» Situation in seiner Ehebeziehung erstmals dazu gekommen, dass er «komplett den Boden unter den

Füßen» verlor. Er wurde daraufhin sechs Wochen stationär psychiatrisch behandelt und konnte sich infolge stabilisieren, erlebte aber erneut vor vier Jahren und zuletzt im vergangenen Sommer «Einbrüche», deren Auslöser neue Herausforderungen im beruflichen Bereich darstellen. Er erlebe sich dann komplett «ohnmächtig und unfähig». Auch wenn er durchaus positive Rückmeldungen bekomme, könne er sich von dem «vernichtenden» Gefühl eines anstehenden Scheiterns und der massiven Überforderung nicht distanzieren. Sein sehr verständnisvoller und unterstützender Chef hätte ihn wiederholt «gehalten» und ihm ermöglicht, «auf seine Art» zu arbeiten, sodass er sich zumindest beruflich relativ sicher fühle. Er spüre allerdings, dass ihm «innerlich der Boden fehle» und dass Pharmakotherapie oder verhaltenstherapeutische Stabilisierungstechniken ihm nur begrenzt helfen. Im Kontakt zu mir neigt er dazu, die Vorbehandlungen und auch «schlechte» Personen seiner Umwelt zu entwerten. Im Erstkontakt tritt er fordernd und stark rationalisierend auf, was mich zunehmend auf Abstand gehen lässt.

Kommentar

Der Patient präsentiert eine psychische Symptomatik, die schon mehrere Jahre besteht und zu Beginn im Zusammenhang mit einer schwierigen Beziehungssituation stand. In erster Linie werden ausgeprägte Schwierigkeiten im Bereich der Selbststeuerung geschildert. Der Patient erscheint in seiner Selbstregulation deutlich objektabhängig, wobei er andere auch schnell entwerten kann. Durch sein manipulatives Beziehungsangebot hält er sich auf Abstand. In der Gegenübertragung ist Distanzierung und auch Entwertung spürbar.

2. Kurze Darstellung der lebensgeschichtlichen Entwicklung: Der Patient ist das jüngste von drei Kindern (älterer Bruder +10, ältere Schwester +2) einer spanischen Einwandererfamilie mit geringem Bildungshintergrund. Der Vater arbeitete als Maurer und die Mutter als Hilfsarbeiterin. Seine gesamte Kindheit und Jugend sei durch den «beruflichen Existenzkampf» der Eltern und deren andauernde Auseinandersetzungen geprägt gewesen. Der Vater wird entwertend als ein «schlichter Mensch» beschrieben, den der Patient «kaum zu Gesicht» bekam. Erst als Herr E. als begabter Schüler die Gymnasialempfehlung bekam, sei der Vater mit Bemerkungen wie «du solltest lieber was Anständiges arbeiten» in Erscheinung getreten. Die Mutter sei bemühter und auch liebevoller gewesen, doch letztlich auch durch die Arbeit wenig präsent. Zum Bruder sei die Beziehung distanziert gewesen. Er sei «mehr Spanier», und dieser kulturelle Unterschied trenne heute noch. Als der Patient vier Jahre alt war, verstarb seine Schwester an einer Lungenentzündung. Während bis dahin zumindest die Mutter «irgendwie emotional» verfügbar gewesen sei, «erstarb» dann der Rest an «Gefühl von Familie». Die Mutter «verkapselte» sich und der Patient war «alleine mit den Lego-Steinen». Die Leistungserfolge während der Schulzeit werden als narzisstische Triumphe und wohltuende Abgrenzung gegenüber den Eltern geschildert. Manche Lehrer, die sich für den «Schüler mit Migrationshintergrund» einsetzten, blieben dem Patienten in «guter Erinnerung». Mit dem Studium (Wirtschaftsingenieurwesen) in einer anderen Stadt begann ein «neues Leben». Nach dem Studium wurde Herr E. in einem großen Pharmaunternehmen eingestellt, in dem er bis heute arbeitet. Er liefere «solide» Ergebnisse und sei an einer Karriere nicht interessiert. Relativ zufrieden mit seinem Status halte er sich bspw. bei Teambesprechungen eher im Hintergrund. Etwa zeitgleich zum Berufseinstieg ging Herr E. seine erste längere Beziehung zu seiner späteren Ehefrau ein, aus der drei gemeinsame Kinder im Alter zwischen vier und zwölf Jahren hervorgingen. Der Patient beschreibt die Beziehung als «Symbiose» und «emotionale Notgemeinschaft» – das Bild der Frau bleibt jedoch einseitig auf das Negative beschränkt. Die Partnerin hätte vor vier Jahren eine Affäre gehabt, diese dann aber für beendet erklärt, woraufhin das dritte Kind «als Versohnung» gezeugt wurde. Offenbar wurde diese Außenbeziehung wieder aufgenommen und war dann auch Scheidungsgrund im letzten Jahr. Nach Angaben des Patienten wäre es aber trotzdem nicht zur Trennung gekommen, wenn im Zuge der Auseinandersetzungen nicht ans Licht gekommen wäre, dass die Frau bereits zu Beginn der Beziehung einen anderen Partner hatte und sogar seine Vaterschaft des ersten Kindes infrage gestellt wurde. Diese «Lebenslüge» führte zu der ersten Dekompensation mit der stationären Behandlung. Die folgenden Jahre seien durch quälende und destruktive juristische Auseinandersetzungen gekennzeichnet gewesen; sicherlich der Belastungshintergrund für die Rezidive. Letztlich verzichtete der Patient auf den Umgang mit seinen Kindern, «um sich selbst zu schützen», wie er sagt, weil er sich von der Ex-Frau massiv verleumdet fühlt. Die Kinder seien zum «Machtinstrument im Ehekrieg» geworden. Seit etwa einem Jahr besteht eine neue Beziehung zu einer etwa gleichaltrigen Partnerin, die ebenfalls als symbiotisch beschrieben wird und idealisiert erscheint. Das Paar führt eine Wochenendbeziehung und Herr E. «lebe» für die gemeinsamen Tage. Unter der Woche pflegt er kaum soziale Kontakte. Die finanzielle Situation ist gesichert, aber aufgrund der familiären Verpflichtungen angespannt.

Kommentar

Die interpersonelle Abhängigkeitsthematik wird vor dem biografischen Hintergrund wenig tragfähiger und unterstützender Beziehungen nachvollziehbar. Als Konfliktlinien werden die Themen «Individuation vs. Abhängigkeit» (mit dem Leitaffekt der existenziellen Angst vor Einsamkeit und dem «sich schützen müssen» vor den destruktiven Anderen) sowie «Selbstwert» (Leitaffekt narzisstische Wut und auch Scham) erkennbar. Beide Konfliktthemen werden gemischt bewältigt. Die strukturellen Schwierigkeiten in den Bereichen der Internalisierung, Selbststeuerung und der durch interpersonelle Abwehr gestalteten Beziehungen werden auch in der Lebensgeschichte sehr deutlich.

3. Krankheitsanamnese: Außer den üblichen Kinderkrankheiten ist nichts bekannt. Stationäre psychiatrische Behandlung in 08/09/2000, danach zwei Jahre ambulante VT. Nochmals ambulante VT als Kurzeittherapie zwischen 2007 und 2008. Seit 2009 ambulante antidepressive Behandlung bei dem überweisenden Psychiater.

4. Psychischer Befund zum Zeitpunkt der Antragstellung: Es handelt sich um einen sportlichen, aber gedrungenen Mann südländischen Typs mit einem fast «zerquetschenden» Händedruck. Die Kontaktaufnahme erfolgt freundlich-zugewandt, aber von ängstlichem Misstrauen grundiert. In der Beziehungsgestaltung konstelliert sich schnell eine Situation, in der er sich einerseits abhängig und hilfesuchend präsentiert und mir schnell abfordert, mich als haltgebendes und unterstützendes Objekt uneingeschränkt zur Verfügung zu stellen, letztlich seine selbst gefunden «Lösungen» auch nicht infrage gestellt haben will. Bei kleinen Irritationen in der Beziehung (bspw. bei klärenden oder kritischen Nachfragen meinerseits) kann der Patient schnell negativ-argwöhnisch reagieren und den therapeutischen Kontakt generell infrage stellen. Solche schwierigen Beziehungssituationen sind allerdings im Verlauf der probatorischen Sitzungen zunehmend leichter besprechbar, sodass insgesamt eine offene Gesprächssituation herrscht. In der Gegenübertragung entstehen Mitleid und Ärger und der Impuls, ihn mit seiner Destruktivität angemessen konfrontieren zu wollen. Ein Gefühl gegenseitiger Verbundenheit (insbesondere bzgl. der Trauer über den fehlenden Kontakt zu den Kindern, wo er mir auch sehr leid tut) stellt sich ein, ist aber auch immer wieder unsicher. Eine empathische Erfassung der Affekte beim anderen sowie die Mitteilung eigener Wünsche und Gefühle sind dem Patienten nur eingeschränkt möglich, wobei insbesondere Objektwahrnehmung, Selbstregulation und der Bereich der gesamten Internalisierung strukturell am stärksten beeinträchtigt erscheinen. Somit lässt sich die Beziehungsgestaltung als Ausdruck der Bewältigung einer strukturellen Vulnerabilität verstehen. Die inneren Beziehungsrepräsentanzen schränken die realen Beziehungsgestaltungen auf dyadische, deutlich objektabhängige Konstellationen ein. Die Einsichtsfähigkeit in psychodynamische Zusammenhänge ist gegeben. Der subjektive Leidensdruck ist hoch ausgeprägt und korrespondiert mit dem Maß der objektiven Beeinträchtigung. Die Motivation zur Psychotherapie ist trotz tendenziell vorhandener Abbruchneigung hoch, ebenfalls die aus den probatorischen Sitzungen ableitbare Compliance (er schreibt die wichtigen Themen der Stunde im Anschluss nieder). Bevorzugte Abwehrmechanismen sind Rationalisierung, Wendung gegen das Selbst und Projektion. Insgesamt erscheint die Struktur mäßig bis gering integriert (2,5). Strukturelle Einschränkungen lassen sich im Bereich der Selbstwertregulation und der Internalisierung identifizieren. Der Patient ist bewusstseinsklar, es finden sich keine formalen oder inhaltlichen Denkstörungen. Suizidalität besteht nicht.

Kommentar

Das Übertragungsangebot (OPD-Achse Beziehung) des Patienten verweist auf sein ängstliches Misstrauen und den Schutz einer narzisstischen Vulnerabilität. Auf Itemebene ließe sich das interpersonelle Geschehen folgendermaßen abbilden: Der Patient erlebt andere immer wieder als vernachlässigend, entwertend und sich aus dem Kontakt ziehend (15, 11, 32). Er reagiert mit durchaus verzweifelter Suche nach

Kontakt (23), der dann schließlich dramatisch enttäuscht wird, sodass er sich schützend zurückzieht (32). In der Übertragungssituation wird deutlich, wie sehr er den Therapeuten ansprüchlich kontrollierend auf Abstand hält (10, 32) und sich in seiner Opferhaltung sehr in den Mittelpunkt stellt (19). Man reagiert ihm gegenüber eher trotzig (18), entwertend (11) und schottet sich letztlich auch ab (32). Einfühlende Traurigkeit in das einsame Kind und den verlassenen Vater entsteht nur in Ansätzen, man hat das Gefühl, sich die Empathie immer wieder «erarbeiten» zu müssen. Dieses Geschehen wird im Blick auf das eingeschränkte Strukturniveau (OPD-Achse Struktur) am Beispiel der Selbstwertdefizite und der eingeschränkten Bindungsfähigkeit beschrieben.

5. Somatischer Befund: Nach vorliegendem Konsiliarbericht keine somatischen Grunderkrankungen.

6. Psychodynamik: Es ist von einem problematischen Entwicklungsprozess auszugehen, in deren Verlauf der Patient Wünsche nach Bindung und narzisstischer Spiegelung zurücknahm und durch eine ausgeprägte Pseudoautonomie- und Leistungsbetonung zu bewältigen versuchte. Auf der Ebene der Internalisierung wird eine starke Brüchigkeit deutlich, die dem Patienten auf struktureller Ebene wenig Möglichkeiten zur Selbstfürsorge und Selbststeuerung ermöglicht. Die sehr ungünstigen Beziehungserfahrungen mit den Primärobjekten führten zu einer Spaltung der Objektwelt. Die schulische Leistungsorientierung lässt sich als ein forciert überkompensatorischer Versuch der Individuation und narzisstischer Stabilisierung verstehen. Die «symbiotischen» Paarbeziehungen gewährleisten zunächst basale Funktionen der Realpräsenz eines guten Partialobjekts mit einer entsprechend stark ausgeprägten Abhängigkeit und projektiv-identifikatorischen Bewältigungsbemühungen. Auf der anderen Seite zeigt sich der Pol der Nähe-Angst sowohl in dem stabilen Arrangement der Fernbeziehung und auch in der Übertragungsbeziehung. Die «zerstörerische» Trennung von der ersten Partnerin und die darauf folgenden Auseinandersetzungen überforderten die strukturellen Fähigkeiten des Patient massiv und stießen damit die ängstlich-depressive Symptomatik an. Der Stabilisierung des Selbst durch die berufliche Leistungsfähigkeit kam eine enorme Bedeutung zu, allerdings können schon leichte Irritationen Auslöser für narzisstische Krisen sein.

Kommentar

Die lebensbestimmenden Konflikte und ihre strukturellen Aspekte werden beschrieben. Es wird dargestellt, wie die symptomauslösende narzisstischen Krisen in der beruflichen Leistungssituation die basalen Konflikte des Patienten (Individuation vs. Abhängigkeit und Selbstwert) berühren und seine strukturellen Fähigkeiten überfordern. Die Abhängigkeits-Thematik bezieht sich auf die Realpräsenz einer guten Beziehung (K 1) und nicht auf die Verfügbarkeit einer Funktion innerhalb einer Beziehung (Ausschluss Versorgungs-Konflikt, K 3).

7. Neurosenpsychologische Diagnose zum Zeitpunkt der Antragstellung:

- Symptomatik: Versagensängste, Depressivität, Erregungszustände
- OPD-Konflikte: Individuation vs. Abhängigkeit, Selbstwert-Konflikt
- OPD-Struktur: deutlich eingeschränktes Strukturniveau (mäßig bis gering integriert), insbesondere Selbstwertregulation und Internalisierungsfähigkeit
- ICD-10: Angststörung (F41.3) und rezidivierende depressive Störung (F33.4)

8. Behandlungsplan und Zielsetzung der Therapie: Im Verlauf der probatorischen Gespräche stellt sich eine spürbare Entlastung des Patienten ein, die mit einer zunehmenden Sicherheit in die therapeutische Beziehung und steigendem Vertrauen mir gegenüber einherging. Es besteht die Indikation für eine regressionsbegrenzende, ich-stützende Behandlung. Als Therapieziele stehen zunächst eine nachhaltige narzisstische Stabilisierung und eine Verbesserung der Introspektions- und Selbststeuerungsfähigkeit im Vordergrund. Zunächst konnte erreicht werden, dass sich der Patient von kränkungsbedingten (aber aussichtslosen) juristischen Eskalationen distanzierte und die nicht mehr projizierbaren Affekte mit therapeutischer Unterstützung aushielt. Ob die narzisstisch bewältigte Abhängigkeitsthematik mit den zu erwartenden heftigen Affekten vor dem Hintergrund der strukturellen Einschränkungen grundlegender bearbeitet werden kann (im Sinne einer Veränderung der Internalisierung), wird sich nach dem ersten, ich-stabilisierenden Behandlungsabschnitt erweisen. Für eine regressionsfördernde analytische Behandlung verfügt der Patient über nicht hinreichende strukturelle Fähigkeiten. Daher hier die Entscheidung für ein tiefenpsychologisch fundiertes Vorgehen. Es werden zunächst 50 Sitzungen beantragt. Die Behandlung soll 1x wöchentlich im Sitzen durchgeführt werden.

Kommentar

Angesichts des ausgeprägten Vulnerabilitätsschutzes und dahinterliegender, tief greifender Konflikte und biografischer Belastungserfahrungen wird zunächst eine verbesserte Bewältigung der aktuellen Lebens- und Beziehungssituation angestrebt. Die dahinterliegende strukturelle Problematik der Selbststeuerung, Affekttoleranz und Internalisierung wird nach einer Stabilisierungsphase fokussiert.

9. Prognose der Psychotherapie: Der Patient ist bei guter Compliance motiviert zur tiefenpsychologisch fundierten Psychotherapie. Während der probatorischen Sitzung stellte sich eine tragfähige Übertragungs-Gegenübertragungs-Konstellation ein, bei der der Patient zur therapeutischen Ich-Spaltung in der Lage war. Er ist hinreichend introspektionsfähig und kann die angebotenen therapeutischen Interventionen selbstreflexiv aufgreifen und im Alltagsleben umsetzen. Als prognostisch günstig sind die hohe Intelligenz, die grundlegende Beziehungsfähigkeit und ein ausgeprägter Veränderungswille einzuschätzen.

Kommentar

Angesichts der beschriebenen positiven Veränderung der Nähe-Distanz-Problematik erscheint es durchaus möglich, dass der Patient ein tiefergehendes Behandlungsanliegen im Blick auf ihre Persönlichkeitsproblematik entwickelt und auch hinreichend bearbeiten kann.

7.6 Beispielfall 6 (analytische Psychotherapie)

1. Spontanangaben des Patienten: Der 22-jährige Patient berichtet, dass er bereits seit dem Abitur immer wieder unter depressiven Verstimmungen leide, die teilweise medikamentöser Behandlung bedurften. Nachdem sein BWL-Studium infolge von Konzentrations- und Arbeitsstörungen vor einem Jahr gescheitert sei, hätten seine Beschwerden stark zugenommen. Mit dem Scheitern des Studiums habe er den Auszug aus dem Elternhaus rückgängig machen müssen, wodurch die ohnehin angespannte häusliche Atmosphäre zugenommen habe. Er und seine Eltern gehörten einer religiösen Gemeinschaft an, die strenge Maßstäbe an jeden Einzelnen und das Zusammenleben anlege. Eine Liebesbeziehung mit einer Frau vor der Ehe sei ausgeschlossen. Seit dem Rückzug zu den Eltern sitze er ohne Antrieb und Interesse in seinem Zimmer und grübele darüber nach, seinen eigenen Maßstäben nicht zu genügen. Dies wiederum bringe ihn in eine erneute «Zwickmühle», weil ihn nach seinem Gottesverständnis bereits negative Gedanken schuldig machten. Alles erscheine ihm aussichtslos, was sich in Selbstmordgedanken niederschlage. Nachts könne er nicht schlafen oder sei von Albträumen geplagt. Seine Gewissenhaftigkeit schreibe ihm vor, dass er sich anderen gegenüber einwandfrei verhalte. Auf diese Weise übernehme er überall Aufgaben, was ihn dann wiederum überfordere und erschöpfe. Er erhofft sich Hilfe durch die Psychotherapie.

Kommentar

Es fällt auf, dass der Patient an Schwellen ins Straucheln gerät (Abitur, Studium, Auszug). Es stellt sich die Frage, ob dies der Ausdruck eines strukturellen Unvermögens ist oder ob es sich um ein konflikthaftes Geschehen handelt. Für letzteres würde sprechen, dass es einerseits immer Situationen sind, die von ihm progressive Schritte fordern und andererseits, dass er unter massiven Schuldgefühlen leidet. Daher kann man an eine mit Wachstum und Entfaltung verbundene Angst bzw. Schuld denken. Hierzu passt, dass er sich von anderen stark eingeschränkt und in Anspruch genommen fühlt. Die psychische Situation des Patienten ist derart prekär, dass er unter starken Depressionen bis hin zu Suizidgedanken leidet. Dementsprechend ist sein Leidensdruck groß und er führt seine Erkrankung auf eine psychische Ursache zurück.

2. Kurze Darstellung der lebensgeschichtlichen Entwicklung: In der Schwangerschaft brach erstmalig eine MS-Erkrankung bei der Mutter des Patienten aus. Die sich hierdurch ergebende gesundheitliche Beeinträchtigung der Mutter verunsicherte den Patienten und veranlasste ihn dazu, für sie und sich selbst zeitweise die Verantwortung zu übernehmen. Er schildert aber auch sehr wohlige, nahe, von Versorgung geprägte Situationen mit der Mutter (Kinderkrankenschwester), die er als Einzelkind sehr genossen zu haben scheint. Als Störenfried in dieser befriedigenden Zweisamkeit wird der Vater, ein ehemaliger Polizist, angeführt. Dieser wurde bei einem Einsatz so stark verletzt, dass er im Rollstuhl sitzt. Hiermit habe er sich nie abfinden können. Er sei oft gereizt und fange dann mit dem Patienten Streit an oder mache sich über ihn lustig. Die Mutter befände sich innerlich auf Seiten des Patienten, gebe aber in der offenen Auseinandersetzung klein bei, um den Vater nicht aufzuregen. In der Schulzeit sei der Patient immer mal wieder mit Lehrern aneinandergeraten, habe offen ihre Autorität in Frage gestellt. Ein von den Eltern für ihn gewünschtes BWL-Studium hat er vordergründig gerne angetreten, «konnte» aber dann aufgrund seiner inneren Verfassung die Erwartungen der Professoren nicht erfüllen. Hierauf reagierte er mit ausgeprägten Depressionen. Er ahnt, dass dies alles etwas mit ihm zu tun hat. Vor Kurzem hat er das Studium der Politologie aufgenommen. Eine Freundin hatte der Patient noch nicht. Er ist aber gut sozial integriert und hat viele Freunde, meist aus dem kirchlichen Bereich.

Kommentar

Die Schilderung der Lebensgeschichte macht deutlich, dass der Patient sich aufgrund der körperlichen Erkrankung der Eltern, diesen verpflichtet fühlt. Seine subjektive Sicht ist, dass die Krankheit der Mutter durch ihn ausgelöst wurde und dass er mit Rücksicht auf den gesundheitlichen Zustand beider Eltern seine progressiven Bestrebungen zurückstellen muss. Hinzu kommt, dass auch die von ihm gewählte Außenwelt ein moralisches Wertesystem bietet, in dem hohe Anforderungen an ihn gestellt werden, die mit einer Einschränkung seiner expansiven, selbstbehauptenden Möglichkeiten verbunden sind (Triebverzicht). Die Häufigkeit in der er über die Eltern spricht, macht deutlich, dass er in altersunangemessener Weise noch sehr eng an sie gebunden scheint. Sollte er sich lösen, so vermutlich seine Fantasie, wären die beschädigten Eltern auf sich selbst zurückgeworfen und die Mutter alleine dem Vater ausgesetzt. Die Mutter wiederum dem Vater zu überlassen ist ein Gedanke, mit dem er sich nur schlecht anfreunden zu können scheint. Daher liegt die Diagnose eines Schuldkonflikts verbunden mit einem ödipalen Konflikt nahe. Von Schuldgefühlen gehalten und von dem Gefühl, den Vater nicht in Frage stellen zu dürfen, gebremst, geht er immer wieder in Autoritätskonflikte. Dies führt dazu, dass er in Schule und Studium hinter seinen intellektuellen Möglichkeiten zurückbleibt. Er grübelt und kämpft, er fühlt sich verpflichtet und ärgert sich über andere. Dieses Gefangensein im Ärger ist ein Phänomen, das dem Konflikt «Unterwerfung vs. Kontrolle» zuzuordnen ist.

3. Krankheitsanamnese: Es bestehen keine medizinisch objektivierbaren Symptome und Erkrankungen. Von psychotherapeutischen Vorbehandlungen wird nicht berichtet.

4. Psychischer Befund zum Zeitpunkt der Antragstellung: Der 22-jährige Politologiestudent wirkt ernsthaft und ist vertieft in differenzierte Überlegungen. Er stellt sehr scharfsinnige Fragen und ist darum bemüht, eigene skeptische Positionen einzunehmen und zu bewahren. Seine Haltung ist dabei von einem gewissen Grundmisstrauen geprägt, dass er von mir zu etwas gebracht oder in einer Hinsicht gebraucht werden soll. Dabei fühlt er sich schnell eingeengt und in eine bestimmte Richtung gedrängt. Mir erscheint der Patient dann vorübergehend unzugänglich, die Situation kontrollierend und sich selbst behauptend. Es gelingt ihm jedoch, dass er über den Weg eines grüblerischen Rückzugs auf sich selbst, seine Position wiederfindet und mir entgegensetzt. Darauf angesprochen kann er dies reflektieren und den Gedanken konstruktiv weiterentwickeln. Gelegentlich vermittelt er mir anlässlich von formalen Regelungen das Gefühl, unzuverlässig oder nachlässig zu sein. Von der Mutter vermag der Patient ein differenziertes, mitschwingungsfähiges, lebendiges Bild zu zeichnen. Sein Selbstbild als ein im Grundsatz freundlicher, zuverlässiger, hilfsbereiter Mensch erscheint zutreffend. Auch die Schilderung seiner Schwächen (verschlossen, ängstlich, sich übernehmend) machen den Eindruck realistisch und selbstreflexiv zu sein.

Psychopathologischer Befund: gepflegtes, unauffälliges Äußeres; grüblerisches Denken, das um moralische Grundsätze kreist; hohe

Intelligenz; depressive, angespannte, aber auflockerbare Affektlage; Suizidalität; Antidepressiva durch Hausarzt.

Abwehr: Intellektualisierung, Reaktionsbildung, Isolierung, Verdrängung.

Struktureller Befund: mäßiges Strukturniveau; Schwierigkeit innere Objekte in guter Weise für sich zu nutzen, weil diese kritisierend und fordernd sind; Übersteuerung; grundsätzlich gute Fähigkeit, sich zu reflektieren und in andere einzufühlen, aber konflikthaft beeinträchtigt.

Kommentar

Der Patient gestaltet die therapeutische Beziehung in ähnlicher Weise, wie er die Beziehungsschwierigkeiten mit den Eltern beschreibt. Er fühlt sich bereits vom Setting und umso mehr durch meine Interventionen in Anspruch genommen, eingeengt und verpflichtet (Schuldkonflikt). Nur über die Rückbesinnung auf sich selbst scheint es ihm zu gelingen, sich den Ansprüchen der anderen zu entziehen. Die Intensität dieses Vorgangs lässt an eine strukturelle Störung denken. Da er aber diese innere Bewegung dafür zu benötigen scheint, sich zu sammeln, um sich dann wieder zu öffnen und seine Gefühle mitzuteilen, handelt es sich eher um eine Konfliktstörung. Zudem kann er sich und andere zutreffend beschreiben. Der Rückzugsvorgang wird vom Gegenüber als Ausschluss und Kontrolle (Konflikt «Unterwerfung vs. Kontrolle») erlebt. Fast stellt sich der Eindruck ein, dass der Patient sich selbst verbietet, anhänglich und regressiv zu werden (ödipaler Konflikt). Stattdessen versucht er das Ruder zu übernehmen, indem er ordnet, erinnert, vorwurfsvoll aufmerksam macht. Man fühlt sich davon einer Verfehlung dingfest gemacht und unterlegen.

5. Somatischer Befund: Somatische Erkrankungen gibt es dem Konsiliarbericht zufolge nicht.

6. Psychodynamik: Die Erfahrung, dass die Mutter jederzeit in einen Krankheitszustand hineingeraten und der Vater aufgrund seiner körperlichen Verfassung Angriffen nicht standhalten konnte, führte dazu, dass der Patient eine Bereitschaft zu einem anspruchslosen Verzicht und einer Verantwortungsübernahme für andere entwickelte. Es ist, als wären progressive Schritte für ihn mit einer Art von psychischer und körperlicher «Gesundheitsschuld» verbunden (Schuldkonflikt). Solchermaßen in einer als schuldhaft erlebten Welt gehalten, kam als weiteres Entwicklungshemmnis hinzu, dass die männliche Identifizierung mit dem beschädigten Vater unsicher ist und erotische Wünsche aus religiösen Gründen verboten sind (ödipaler Konflikt). Dies ist der Grund dafür, dass ein Scheitern des Patienten nach seinem Auszug von zuhause und in dem Bemühen, sein Leben in die Hand zu nehmen, begünstigt wurde. Es gelang ihm auch in der Ferne nicht, der elterlichen Moralwelt und dem damit verbundenen Gewissensdruck zu entrinnen. Er steckte fest in einem Studium, das mehr seinen Eltern als ihm entsprach, war gehindert, gegen die Professoren zu rebellieren oder sich eine Freundin zu suchen. Er war somit eingeklemmt zwischen seinen Werthaltungen und seiner Schwierigkeit, sich weiterzuentwickeln. Er wusste sich nicht zu befreien und zog sich regressiv ins Elternhaus zurück, wo er in Ratlosigkeit versank, grübelte und dekompensierte. Seine innere Werthaltung fordert, wie ein inneres strenges Objekt, ständig von ihm, dass er sich verausgabt und aufopfert, dies macht ihn ohnmächtig und depressiv. Wenn er dem hingegen nicht Folge leistet, macht er sich Vorwürfe und ist ebenfalls deprimiert. Die hier entstehende innere Konfliktspannung schränkt seine eigentlich vorhanden strukturellen Möglichkeiten ein. Eine reparative Gegenbewegung des Patienten stellt sein Bemühen um Kontrolle und Macht dar (Konflikt «Unterwerfung vs. Kontrolle»). Auf diese Weise scheint es ihm zu gelingen, einen inneren Puffer zu etablieren, der es ihm ermöglicht, sich seiner eigenen Wünsche und Interessen zu vergewissern, sie gleichsam wiederzufinden. Diese Verhaltensmöglichkeit hat er dem Verhältnis zum Vater zu verdanken, der mit ihm kämpft. Der Patient blieb jedoch leider in diesem Gerangel innerlich hängen. So ist es für ihn diffizil, auf seine reiferen psychischen Funktionsmöglichkeiten zuzugreifen und für eine berufliche und persönliche Entwicklung zu nutzen. Einzelne Zusammenhänge sind dem Patienten kognitiv zugänglich, er kann sich aber aktuell kein umfassendes Bild seiner Problematik machen, daher bleiben seine Überlegungen vage und er fällt immer wieder in einen Zustand des unschuldigen Unwissens zurück

Kommentar

Nach Abwägung aller Aspekte und unter Berücksichtigung der Biografie erscheint die Symptomatik des Patienten mehr konflikthaft als strukturell beeinträchtigt zu sein. Er verfügt über die Fähigkeit, sich und andere genau zu beobachten und zu beschreiben. Diese Fähigkeit, die es ihm eigentlich ermöglichen müsste, sich als different zu erleben, wird durch die dringende und biografisch nachvollziehbare Notwendigkeit des Zurückstellens eigener Bedürfnisse überlagert. Damit ist das Entstehen und Unterhalten des Schuldkonfliktes nachvollziehbar. Darüber hinaus wird eine Weiterentwicklung durch das Bestehen eines ödipalen Konflikts behindert. Der Konflikt «Unterwerfung vs. Kontrolle» dient der Rückgewinnung und der Versicherung eines eigenen Erlebens.

7. Neurosenpsychologische Diagnose zum Zeitpunkt der Antragstellung:

- Symptomatik: Erschöpfung, Selbstvorwürfe, verminderte Konzentrationsfähigkeit, Grübeln
- OPD-Konflikt: Schuldkonflikt, ödipaler Konflikt, Unterwerfung vs. Kontrolle
- OPD-Struktur: mäßiges Strukturniveau; speziell Introjekte nutzen, Impulssteuerung
- ICD-10: Mittelgradige depressive Episode (F32.1)

8. Behandlungsplan und Zielsetzung der Therapie: Unter Berücksichtigung der Chronifizierung und charakterlichen Verankerung der psychischen Beeinträchtigung des Patienten erscheint eine 3-stündige analytische Psychotherapie mit zunächst 160 beantragten Stunden als Methode der Wahl, um die Vielfalt an sichtbar gewordenen Konfliktstrebungen zu bearbeiten. Nur ein solches, auf einen längeren Zeitraum angelegtes, die Regression nutzendes Verfahren ist in der Lage den Rahmen zu bieten, um mit dem Patienten gemeinsam seine lebensgeschichtlich lang andauernde, depressiv ohnmächtige Lebenshaltung des Altruismus (Schuldkonflikt) und der Abwehr der Aggression (Konflikt «Unterwerfung vs. Kontrolle») zu bearbeiten. Gleiches gilt für die Auflösung der inniglichen, regressiv orientierten Bindung an die Mutter bzw. des wütenden Ringens mit dem Vater (ödipaler Konflikt). All diese

Aspekte wurden in der therapeutischen Beziehung bereits sichtbar und sollen in der Übertragung und Gegenübertragung bearbeitet werden. Der Patient nimmt derzeit zu seinen Konflikten eine Haltung ein, die von einem Schwanken zwischen der Zuschreibung der Zumutungen an andere und dem inneren Eingeständnis der eigenen Beteiligung am Geschehen, ohne es bereits inhaltlich klar fassen zu können, geprägt ist. Ziel der Behandlung ist es zunächst, dass der Patient ein stabiles Verständnis über seine Schwierigkeiten gewinnt. Dies muss mit Bedacht und im Tempo des Patienten angestrebt werden, weil die Bewusstwerdung der Konflikte für ihn besonders heikel sein dürfte. Es kann davon ausgegangen werden, dass dies gelingt und er dann darüber trauern wird, nicht genug beachtet worden zu sein oder in seiner Individualität Geltung und Anerkennung jenseits der Bedürfnisbefriedigung anderer gefunden zu haben. Durch diese Erfahrung könnte es sein, dass es ihm gelingen wird, das innere Bild eines stärkenden Objekts zu verfestigen. Es ist davon auszugehen, dass es ihm auf diesem Weg langfristig möglich sein wird, seine regressive Haltung aufzugeben und reale Schritte in ein eigenes Leben zu unternehmen.

Kommentar

Der Rahmen einer analytischen Psychotherapie macht es möglich, dass der Patient zum Charakter geronnene, tief verankerte konflikthafte Erlebnisweisen in der therapeutischen Situation entfalten und durcharbeiten kann. Selbstverständlich sind daher neben der Beziehungsgestaltung die drei Konflikte und ihr kompliziertes Zusammenspiel Behandlungsfokus. Besonders die Milderung des Schuldkonfliktes wird es dem Patienten ermöglichen, sich für eigene Affekte und Bedürfnisse mehr Raum zu nehmen und in die Beziehung Eingang finden zu lassen. Auf diese Weise werden progressive Schritte möglich.

9. Prognose der Psychotherapie: Der Patient ist aufgrund seiner Intelligenz, seines Leidensdrucks und seiner Ernsthaftigkeit mit zahlreichen Eigenschaften ausgestattet, welche die Prognose einer Behandlung begünstigen. Gleichzeitig ist er in der Lage, sein Verhalten, sein Erleben und seine Beziehungsgestaltung zu reflektieren. Darüber hinaus ahnt er, dass die Ursache seiner Probleme, bei ihm selbst zu finden ist. Er geht davon aus, dass sein Leiden ebenso wie eine zu erwartende Heilung auf eine psychische Ursache zurückzuführen ist. Seine Bereitschaft, sich auf regressive Prozesse einzulassen, ist einem hochfrequenten analytischen Setting einerseits dienlich und andererseits birgt dies auch ein Risiko. Es ist für die Behandlung von zentraler Bedeutung darauf die Aufmerksamkeit zu richten, wann die Regression im Dienste der Behandlung steht und wann sie der Vermeidung von Progression dienen könnte. Bei sorgfältiger Beachtung dieses Punktes, wird dies jedoch für eine erfolgreiche Behandlung kein Hindernis darstellen. Mit einem Zugewinn an Erlebens- und Handlungsmöglichkeiten ist eine damit einhergehende Verbesserung der Depression zu erwarten.

Kommentar

Neben dem vorhandenen Leidensdruck, wird bei diesem Patienten die psychische Bedingtheit des Krankheitserlebens und der Veränderungskonzepte hervorgehoben. Seine Begabung und seine strukturellen Ressourcen finden unter prognostischen Gesichtspunkten Beachtung.

7.7 Bericht zum KZT-Antrag

1. Diagnose: Anpassungsstörung mit depressiver Reaktion (F42.1)

2. Symptomatik: Im Nachklang einer Brustkrebsbehandlung, abgeschlossen vor einem Jahr, entwickelt die 59-jährige Patientin ausgeprägte Stimmungsschwankungen und Affektausbrüche, die für ihre sonst sehr kontrollierte Persönlichkeit ganz untypisch sind und sie selbst und ihre Angehörigen beunruhigen. Darüber hinaus sei sie ganz fixiert auf Laboruntersuchungen, die sie bei mehreren Ärzten parallel machen lasse, worauf diese schon «ganz genervt» reagierten. Die konkrete Angst vor einem möglichen Karzinomrezidiv erscheint fast ausgeblendet. Symptomauslösend waren zunehmende körperliche Beschwerden (Lymphstauungen in den Armen, neuropathische Schmerzen in den Füßen) infolge der Bestrahlung. Dadurch wurde die zuvor große Leistungsfähigkeit der Patientin, sich um alles und jeden jederzeit kümmern zu können, nachhaltig infrage gestellt. Es handelt sich um eine körperlich zierliche, agile, gepflegte und freundlich bemühte Frau, die offenbar die Sorge der andern benötigt, um etwas für sich tun zu dürfen. In ihrem Beziehungsangebot spürt man die große Anpassungsbereitschaft und darauf bezogen den eigenen Impuls, sie zu unterstützen und zu entlasten.

Kommentar

Bezogen auf Achse I der OPD scheint das Krankheitsmodell der Patientin psychosozial akzentuiert, indem die Patientin vor allem die Belastung der Beziehung zu ihren Familienmitgliedern und Ärzten in den Vordergrund stellt. Für ihr körperliches Befinden erklärt sie die behandelnden Ärzte zuständig, psychische Beschwerden (z. B. Realangst bei Krebserkrankung) sollen möglichst «kein Thema» sein, werden aber indirekt in dem Wunsch nach Kontrolluntersuchungen erkennbar. In ihrer Beziehungsgestaltung (OPD-Achse II) erscheint die Patientin sehr höflich, freundlich, kontrolliert, aber auch stellenweise humorvoll werbend und betont kooperativ auf die Angebote des Therapeuten eingehend.

3. Wichtige Aspekte des psychischen Befundes: Im psychischen Befund fällt das Bemühen der Patientin um Kontrolliertheit auf, während aus den Alltagssituationen affektive Durchbrüche berichtet werden. Offenbar war die knapp 60-jährige Patientin ihr Leben lang in einer eher leistungsorientierten und familiär-altruistischen Einstellung neurotisch stabil, wobei vor allem eine starke selbstkontrollierende Abwehrhaltung deutlich wird. Verdrängung, Vermeidung, Reaktionsbildung sind die erkennbaren Abwehrmechanismen. In der Übersteuerungstendenz und der Tendenz zu dyadischer Beziehungsgestaltung wird ein überwiegend mäßig integriertes Strukturniveau erkennbar.

Kommentar

I. S. der OPD wird das ausgeprägte Abwehrverhalten im Blick auf ein mäßiges Strukturniveau (Übersteuerung) verstanden. Auf der Gegenseite des Bemühens, sich selbst zu kontrollieren und eigene Interessen zurückzustellen, wird das Bemühen erkennbar, es dem Gegenüber recht zu machen, z. B. die therapeutischen Angebote willig aufzunehmen und sich «fleißig» mit ihnen zu beschäftigen.

4. Somatische Krankheiten: Z. n. Brustkrebserkrankung, Brustamputation, Chemotherapie und Bestrahlung, abgeschlossen vor einem Jahr. Medikamentöse Behandlung wegen Lymphstauung und Neuropathie.

5. Ein fokaler Konflikt ist i. S eines Versorgungs-Autarkie-Konflikts im aktiven Modus eindeutig erkennbar.

6 a) Angaben zum fokalen Konflikt: In ihrer großen Familie spielt die Patientin dadurch eine zentrale Rolle, dass sie für ihre drei fast erwachsenen Töchter und ihren als Computerfachmann selbstständigen Ehemann als zentrale Anlaufstelle für die Bewältigung aller Alltagsprobleme gilt. Die im Gefolge der Krebserkrankung und -behandlung aufgetretene körperliche Erschöpfung und die nicht nachlassenden körperlichen Beschwerden machten es ihr zunehmend schwer, dieser «Verpflichtung» nachzukommen, was sie stark beunruhigt. Die reale Angst im Blick auf die bedrohliche Erkrankung wird dadurch zunächst ferngehalten.

6 b) Lebensgeschichtliche Daten, die relevant für den Fokus und zugrunde liegenden neurotischen Konflikt sind: Die Patientin ist nach mehreren Fehlgeburten als einziges Kind aufgewachsen. Die Eltern hätten mit großer Ängstlichkeit über ihre Gesundheit gewacht und ihr wenig zugetraut. Die Mutter sei Hausfrau gewesen, der Vater Postbeamter einer kleinen Gemeinde. Die Beziehung zu der zunehmend depressiven und möglicherweise medikamentenabhängigen Mutter entwickelte sich schwierig. Es war der Patientin nicht möglich, es der Mutter recht zu machen, sie orientierte sich stark an ihrem leistungsorientierten Vater, der entgegen den mütterlichen Absichten auch durchsetzte, dass auch die Patientin eine Ausbildung bei der Post machen konnte. 24-jährig heiratete sie ihren Mann, damals noch Student, sie verdiente das Geld, fühlte sich aber in der akademischen Familie des Mannes gering geschätzt. Die Patientin war immer bis zu ihrer Krebserkrankung bei der Post berufstätig und zog mit ihrem später beruflich erfolgreichen Mann zusammen drei Kinder groß. Der familiäre Zusammenhalt war immer sehr eng.

6 c) Psychodynamik des fokalen Konflikts: Die Patientin, die von ihrer chronisch depressiven Mutter selbst wenig bemuttert und eher vorwürflich behandelt wurde, entwickelte selbst ein Gegenbild einer sehr mütterlich-versorgenden und alles organisierenden Person. In dieser großen Aktivität war sie zugleich mit der väterlichen Haltung des sich niemals Unterkriegenlassens identifiziert. Die Krebserkrankung mit der Folge körperlicher Beeinträchtigung und psychischer Labilisierung brachte eine Bedrohung für dieses, für das Gleichgewicht der Patientin so wichtige Selbstverständnis. Aufgrund der Ablehnung des Mutterbildes mit deren Hilflosigkeit und Vorwürflichkeit, ist es ihr für die eigene Person nicht vorstellbar, selbst krank, weniger leistungsfähig oder gar hilfsbedürftig zu werden. Es handelt sich also um einen Autarkie-Versorgungs-Konflikt im aktiven Modus, bei dem die Patientin sehr einseitig die Rolle einer versorgenden Person übernommen hatte. Die körperliche Erkrankung mit eigenen Versorgungsnotwendigkeiten und möglicherweise auch -bedürfnissen ist mit dem bisherigen Selbstbild unvereinbar und massiv beunruhigend.

6 d) Weiterführende Diagnostik: Nach OPD-2.

Kommentar

I. S. der OPD lässt sich das Geschehen in der Konfliktdynamik eines Versorgungs-Autarkie-Konflikts verstehen, der zusätzlich durch eine ausgeprägte Abwehrstruktur bei mäßig integriertem Strukturniveau gekennzeichnet ist. In zweiter Linie wird in einer ehrgeizig leistungsorientierten Einstellung, durchsetzt von Selbstzweifeln, ein Selbstwertkonflikt erkennbar. Beide Konfliktthemen (das Versorgenkönnen anderer und die Anerkennung durch Leistung) werden durch die Krebserkrankung aus dem Gleichgewicht gebracht. Die hochambivalente Beziehung zur eigenen Mutter, welche die Patientin bis zu deren Tod pflegte, erschwert aktuell die Auseinandersetzung mit der Möglichkeit des eigenen Sterbens.

7./9. Behandlungsplan und Prognose: Im Rahmen einer KZT erscheint es möglich, die skizzierte fokale Konfliktdynamik mit der Patientin zu bearbeiten. Die probatorischen Sitzungen ließen erkennen, dass sie in einer Vaterübertragung bereit ist, engagiert mitzuarbeiten. Dabei wird zunächst die leistungsorientierte Abwehrhaltung positiviert werden, um sodann im Blick auf die einschränkende und bedrohliche Erkrankung eher beschützende und versorgende Einstellungen zu sich selbst zu fördern und sich im Schutz einer solchen positiven Mutterübertragung mit der Lebensgefahr durch die bedrohliche Erkrankung auseinanderzusetzen. Im Falle massiver somatischer Komplikationen (Rezidiv) könnte ggf. ein weiterer Behandlungsabschnitt notwendig werden, um die Krankheitsbewältigung zu gewährleisten. Insgesamt erscheint die hohe Reflexivität und Mitarbeitsbereitschaft der Patientin auf vergleichsweise stabilem Strukturniveau prognostisch günstig für diese Therapieplanung.

Kommentar

Die fokale therapeutische Zielsetzung i. S. der OPD-2 lässt sich im Blick auf die Beziehungsgestaltung (Angebot der Zusammenarbeit an einem lebenswichtigen Thema im Rahmen einer Vaterübertragung) und die in den probatorischen Sitzungen erkennbare Mobilisierbarkeit der Abwehr und des Zugangs zu den abgewehrten Bedürfnisqualitäten als prognostisch positiv einschätzen.

8. Einschätzung von Veränderungsprozessen während der Behandlung

8.1 Die Heidelberger Umstrukturierungsskala (HUS) als Grundlage für die Abbildung von Veränderungen

8.1.1 Konzeptionalisierung

Im Bericht zum Fortführungsantrag geht es u.a. darum, Veränderungen, die durch den therapeutischen Prozess in Gang gesetzt wurden, zu dokumentieren. Neben äußeren Veränderungen und Veränderungen der Symptomatik sind dabei unter psychodynamischer Perspektive v.a. die Entwicklungen des Patienten bezogen auf jene Beziehungsschwierigkeiten, Konfliktdispositionen und Struktureinschränkungen wichtig, die im Erstantrag als OPD-Befund in dem Abschnitt Psychodynamik herausgearbeitet und in der Diagnose und Therapieplanung zusammengefasst wurden. Dabei wurden zugleich zentrale Problembereiche bestimmt, die sich verändern *müssen*, wenn eine tiefer greifende Veränderung – so wie sie ja bei psychodynamischen Behandlungen intendiert wird – erreicht werden soll. Als Instrument für die Beurteilung der Veränderungen verwendet die OPD die Heidelberger Umstrukturierungsskala (HUS), mit der Veränderungen im therapeutischen Prozess als Wandel der inneren Haltung eines Patienten zu den für die psychische Störung zentralen Problembereichen und als Veränderungen im Umgang mit ihnen abgebildet werden (Rudolf et al., 2000; Grande et al., 2004). Die Mitglieder der OPD-Arbeitsgruppe hatten sich nach einer intensiven Diskussion psychoanalytischer Konzeptionen zur Veränderung für dieses Modell entschieden. Die HUS wird im Folgenden vorgestellt und an einem klinischen Beispiel erläutert. Um einem naheliegenden und häufigen Missverständnis vorzubeugen, sei noch vorweg betont, dass die Bezeichnung «Umstrukturierungsskala» mit der Bezeichnung der OPD-Achse «Struktur» nichts gemein hat: Der Begriff «Umstrukturierung» ist dem psychoanalytischen Diskurs entlehnt und bezieht sich auf tiefer greifende Persönlichkeitsveränderungen überhaupt, unabhängig davon, ob das habituelle Beziehungsmuster, die Konflikte oder die Struktureinschränkungen eines Patienten betroffen sind. Die HUS kann deshalb auf Problembereiche aus allen drei psychodynamischen Achsen der OPD angewandt werden.

Wenn man Veränderungen mit der HUS erfassen möchte, muss man, wie in Kapitel 5.1 bereits kurz skizziert, zwei methodische Schritte vollziehen: In einem ersten Schritt werden für einen Patienten aus seinem OPD-Befund individuell jene zentralen problematischen Punkte bestimmt, die seine psychische und körperliche Symptomatik sowie seine interpersonellen Schwierigkeiten vermutlich hervorbringen bzw. unterhalten. Diese Auswahl hat die Bedeutung einer psychodynamischen Hypothese: Es wird angenommen, dass sich in diesen Bereichen etwas ändern müsste, wenn die Beschwerden des Patienten gemindert oder aufgelöst werden sollen. Diese ausgewählten Problembereiche werden im Folgenden der Einfachheit halber «Foki» genannt. In einem zweiten Schritt wird mit der HUS erfasst, welche Haltung der Patient gegenüber den für ihn relevanten Problembereichen einnimmt und wie er mit ihnen umgeht. Diese Schritte werden nachfolgend genauer erläutert.

8.1.2 Praktisches Vorgehen

Im ersten Schritt werden anhand der in **Abbildung 8-1** gezeigten Fokusliste die für den Patienten individuell bedeutsamen Foki festgelegt. Wie leicht zu erkennen ist, bilden die drei im engeren Sinne *psychodynamischen* Achsen der OPD (die Beziehungs-, Konflikt- und Strukturachse) die Grundlage dieser Liste.

Wenn man die in der Abbildung aufgelisteten Punkte zusammennimmt (ein habituelles dysfunktionale Beziehungsmuster, sieben Konflikttypen, vier Strukturdimensionen mit jeweils drei Subdimensionen und Unteraspekten), erhält man eine Liste mit insgesamt 32 Merkmalen, aus der die für einen Patienten bedeutsamen Foki ausgewählt werden können. Die Zahl der auszuwählenden Foki ist dabei nicht festge-

Beziehung:
Beziehungsdynamische Formulierung

Konflikte:
Individuation versus Abhängigkeit
Unterwerfung versus Kontrolle
Versorgung versus Autarkie
Selbstwertkonflikte
Schuldkonflikte
Ödipaler Konflikt
Identitätskonflikt

Selbstwahrnehmung und Objektwahrnehmung	
Selbstwahrnehmung	*Objektwahrnehmung*
Selbstreflexion	Selbst-Objekt-Differenzierung
Affektdifferenzierung	ganzheitliche Objektwahrnehmung
Identität	realistische Objektwahrnehmung
Steuerung	
Selbststeuerung	*Regulierung des Objektbezugs*
Impulssteuerung	Beziehung schützen
Affekttoleranz	Interessenausgleich
Selbstwertregulierung	Antizipation
Emotionale Kommunikation	
Kommunikation nach innen	*Kommunikation nach außen*
Affekt erleben	Kontaktaufnahme
Fantasie nutzen	Affektmitteilung
Körperselbst	Empathie
Bindung	
Bindung innen	*Bindung außen*
Internalisierung	Bindungsfähigkeit
Introjekte nutzen	Hilfe annehmen
variable Bindung	Bindung lösen

Abbildung 8-1: OPD-2-Fokusliste

legt. Nach Untersuchungen ist jedoch die Auswahl von *zwei bis maximal vier* Merkmalen aus dem Befundspektrum der Achsen II, III und IV ausreichend, um die Problematik eines Patienten vollständig zu erfassen (Grande et al., 2001; Grande et al., 2003). In der vorliegenden Anwendung sollten im optimalen Fall jene OPD-Befundmerkmale als Foki bestimmt werden, die im Bericht zum Erstantrag herausgearbeitet und in den Therapieplan hineingenommen wurden. Modifikationen können selbstverständlich dann notwendig sein, wenn die Psychodynamik im Bericht zum Fortführungsantrag verändert bzw. korrigiert wird.

Die in **Abbildung 8-2** dargestellte Skala wird verwendet, um im zweiten Schritt den Umgang eines Patienten mit den Foki zu erfassen. (Rudolf et al., 2000). Die Skala (vgl. Anhang C für eine detaillierte Darstellung) beschreibt in sieben (Haupt-) Stufen unterschiedliche Modalitäten des Umgangs eines Patienten mit einem Fokusproblem, begin-

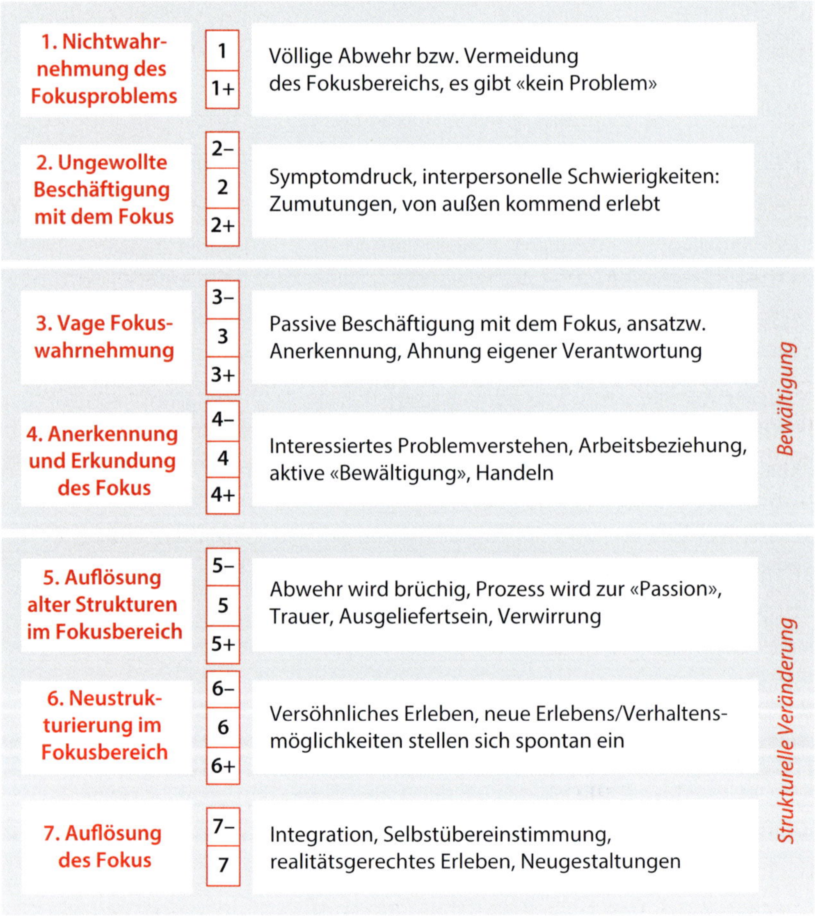
1. Nichtwahrnehmung des Fokusproblems
1
1+
Völlige Abwehr bzw. Vermeidung des Fokusbereichs, es gibt «kein Problem»
2. Ungewollte Beschäftigung mit dem Fokus
2–
2
2+
Symptomdruck, interpersonelle Schwierigkeiten: Zumutungen, von außen kommend erlebt
3. Vage Fokuswahrnehmung
3–
3
3+
Passive Beschäftigung mit dem Fokus, ansatzw. Anerkennung, Ahnung eigener Verantwortung
4. Anerkennung und Erkundung des Fokus
4–
4
4+
Interessiertes Problemverstehen, Arbeitsbeziehung, aktive «Bewältigung», Handeln
Bewältigung
5. Auflösung alter Strukturen im Fokusbereich
5–
5
5+
Abwehr wird brüchig, Prozess wird zur «Passion», Trauer, Ausgeliefertsein, Verwirrung
6. Neustrukturierung im Fokusbereich
6–
6
6+
Versöhnliches Erleben, neue Erlebens/Verhaltensmöglichkeiten stellen sich spontan ein
7. Auflösung des Fokus
7–
7
Integration, Selbstübereinstimmung, realitätsgerechtes Erleben, Neugestaltungen
Strukturelle Veränderung

Abbildung 8-2: Die Heidelberger Umstrukturierungsskala

nend mit seiner erfolgreichen Ausblendung und Nicht-Wahrnehmung über seine langsame Wahrnehmung und interessierte Erkundung bis zu Bemühungen zu seiner aktiven Bewältigung. Die oberen Stufen beschreiben nach diesem Modell den Prozess einer therapieförderlichen Labilisierung habitueller Abwehrhaltungen und einer dadurch ermöglichten Neuorganisation der Persönlichkeit. Sie erfassen damit Veränderungen, die in dem psychoanalytischen Konzept der «Umstrukturierung» bzw. «strukturellen Veränderung» angesprochen werden. Die für einen Patienten ausgewählten Foki können mit dieser Skala im Behandlungsverlauf anlässlich der Fortführungsanträge wiederholt beurteilt werden, wobei auch die in Abbildung 8-2 gezeigten Zwischenstufen wählbar sind. Veränderungen lassen sich dann als Bewegung der Foki auf der Umstrukturierungsskala darstellen. Dieses Vorgehen hat sich bereits in der «Praxisstudie Analytische Langzeittherapie PAL» (Rudolf et al. 2002, Rudolf et al. 2004) bewährt.

Eine Besonderheit der Umstrukturierungsskala besteht darin, dass positive therapeutische Veränderungen im Sinne einer «Bewältigung» konzeptuell bereits mit Erreichen der Stufen 3 bzw. 4 möglich sind, wenn ein Patient aufgrund der auf dieser Stufe gewonnenen Problemeinsicht aktive Steuerungsbemühungen zur Problembewältigung vornimmt. Im Unterschied dazu beziehen sich die auf den Stufen 5 bis 7 beschriebenen Veränderungen auf basalere Umgestaltungen der Persönlichkeitsstruktur, die sich typischerweise spontan ereignen, d.h. ohne Bemühung und nicht selten überraschend für die Betroffenen selbst. Aufgrund dieses Konstruktionsprinzips können Behandlungsergebnisse bei Erreichen der Stufe 4 dem Veränderungsmodus der «Bewältigung» und beim Erreichen von Stufe 5 bzw. 6 dem «Umstrukturierung» kategorial zugeordnet werden.

8.1.3 Praktische Anwendungsmöglichkeit

Die Heidelberger Umstrukturierungsskala kann angewendet werden, sobald aus dem OPD-Befund ein oder mehrere Problembereiche ausgewählt worden sind, die die Störung verursachen bzw. aufrechterhalten und deshalb Ziel therapeutischer Veränderungen sind. Zunächst sollte überlegt werden, wo ein Patient bereits zum Therapiebeginn im Umgang mit seinen zentralen Problembereichen steht. In ambulanten Therapien findet man meist Zuordnungen zu den Stufen 2 bis 3. Auf der Stufe 2 «Ungewollte Beschäftigung mit dem Fokus» ist bereits ein Leidensdruck gegeben, die Schwierigkeit wird jedoch als etwas von außen Zugemutetes erlebt, weshalb der Patient eher passiv eingestellt ist und von der Behandlung primär erwartet, dass diese Zumutung von ihm genommen wird. Eine psychotherapeutische Zusammenarbeit im eigentlichen Sinne ist deshalb erst möglich, wenn der Patient wenigstens eine «vage Fokuswahrnehmung» (Zwischenstufe 3, vgl. auch Anhang C) in dem Sinne hat, dass er eine eigene Beteiligung und eine eigene Verantwortung für die Schwierigkeit ahnt und ansatzweise anerkennt. Die Probesitzungen oder Vorgespräche zu einer Therapie dienen u.a. dazu, eine vage Fokuswahrnehmung für zumindest einen der verschiedenen Fokusbereiche herzustellen.

Im Verlauf der Behandlung und insbesondere bei Stellung des Fortführungsantrags kann sich der Therapeut mit Hilfe der Skala vergegenwärtigen, wie weit er in Bezug auf die verschiedenen Problembereiche mit einem Patienten bereits gekommen ist. Wie bereits erwähnt, können sowohl das Erreichen von Zwischenstufe 4 («Anerkennung und Erkundung des Fokus») als auch das der Zwischenstufe 6 («Neustrukturierung im Fokusbereich») als gültige Therapieziele angesehen werden. Auf Zwischenstufe 4 gewinnt der Patient Einsicht in seine Schwierigkeiten und erwirbt sich dadurch Möglichkeiten, regulierend damit umzugehen.

Mit der Zwischenstufe 5 wird ein Prozess der therapieförderlichen Labilisierung beschrieben, der dazu führt, dass gewohnte Formen der Bewältigung und Abwehr nicht mehr greifen. Damit entsteht eine gleichsam ausweglose Situation: Der Patient «macht» die Therapie jetzt nicht mehr, er «erleidet» sie. Sein Zustand ist entsprechend von Ratlosigkeit, Zweifeln, Traurigkeit oder sogar Hoffnungslosigkeit geprägt (vgl. Anhang C). Gleichzeitig kann er jedoch von anderen (auch von dem Therapeuten) bereits als positiv verändert erlebt werden, d.h. als weicher, durchlässiger und authentischer. Für den Patienten selbst wird diese positive Wendung erst später spürbar, nämlich gegen Ende der Zwischenstufe 5 oder auf der beginnenden Zwischenstufe 6. Er erlebt die dann stattfindenden Veränderungen typischerweise als etwas, das sich spontan und ohne sein Wollen einstellt. Er stellt unerwartet fest, dass er plötzlich Dinge tun und fühlen kann, die ihm zuvor unzugänglich oder ganz unbekannt waren. Dies sind Indikatoren dafür, dass eine grundlegendere Veränderung und Neuorganisation der Persönlichkeit stattgefunden hat, die in intensiven psychoanalytischen Langzeitbehandlungen angestrebt und als «Umstrukturierung» bzw. «strukturelle Veränderung» bezeichnet wird.

Klinisches Beispiel

Eine 37-jährige Patientin reagiert auf einen beruflichen Aufstieg depressiv. Sie bemerkt diesen paradoxen Zusammenhang selbst nicht. Aus ihrem Bericht ergibt sich, dass sie in ihrer neuen Position das Gemeinschaftsgefühl vermisst, das sie in der Gruppe gleichrangiger Kollegen und Kolleginnen erlebte. Im Zusammenhang mit diesem Verlust kommt zur Sprache, dass der Vater vor einem Jahr verstarb. Sie äußert ihre Trauer darüber, dass ihre Herkunftsfamilie als Rückhalt und Quelle von Kraft dadurch beschädigt bzw. verloren ist. Nachdem der Therapeut die Verbindung zwischen diesen Ereignissen herstellt, ist sie sichtlich berührt und hält es für möglich, dass dies mit ihrer Depression zu tun haben könnte (Fokus: Versorgung vs. Autarkie, Stufe 3 der Skala: «Vage Fokuswahrnehmung»).
An anderen Stellen des Gesprächs wirkt die Patientin eher unwillig und ungeduldig: Sie finde sich in der jetzigen Form ganz unerträglich; sie hasse ihr Selbstmitleid, in ihrer beruflichen Stellung könne sie sich so etwas gar nicht leisten! Die biografische Anamnese zeigt, dass die Patientin eng mit dem Vater verbunden war, dessen Stärke sie bewunderte, während bei der Schilderung der weichen und vom Vater abhängigen Mutter kritisch-entwertende Töne hörbar werden. In ihrer aktuellen Schwäche wird sie der Mutter unbewusst ähnlich, was für sie nicht akzeptabel ist. Diese Zusammenhänge sind ihr ganz verborgen, Hinweise des Therapeuten in dieser Richtung kann sie gar nicht aufnehmen (Ödipaler Konflikt, Stufe 2: «Ungewollte Beschäftigung mit dem Fokusbereich»).
Im Rahmen einer tiefenpsychologisch fundierten Psychotherapie kann die Patientin ihre Geborgenheitswünsche anerkennen und Schritte unternehmen, ihre Lebenssituation mit Rücksicht darauf einzurichten; sie entdeckt und entwickelt vertrauensvolle Beziehungen in ihrem privaten Umfeld und kann ihr berufliches Engagement von solchen Bedürftigkeiten teilweise entlasten (Versorgung vs. Autarkie, Stufe 4: «Anerkennung des Fokusbereichs»). Ihre Stimmung normalisiert sich weitgehend. Beeinträchtigt ist Sie jedoch weiterhin durch ihre Partnerlosigkeit. Kontakte mit Männern misslingen immer wieder durch deren Desinteresse, aber auch aufgrund ihrer eigenen hohen Ansprüche. Sie versteht ansatzweise, dass sie sich in ihrem

Selbstbild als Frau gegen die Mutter konturieren muss und dadurch eingeschränkt wird, weil sie kein gutes Selbstgefühl als Frau entwickeln kann. Es wird im Verlauf der Behandlung aber auch zunehmend deutlich, dass sie sich dieser Problematik nicht weiter annähern will. Sie entscheidet sich schließlich, die Therapie nach 50 Sitzungen zu beenden (Ödipaler Konflikt, Stufe 3: «Vage Fokuswahrnehmung»).

8.2 Konkrete Vorgehensweise bei der Berichterstellung zum Fortführungsantrag

8.2.1 Punkt 1 des Berichts: Wichtige Ergänzungen zu den Angaben in den Abschnitten 1.–4. des Berichtes zum Erstantrag

Vorgaben zur Berichterstellung

In diesem Abschnitt sollen Veränderungen der Symptomatik, relevante Ergänzungen zur Biografie und Krankheitsanamnese, psychischem Befund und ggf. Berichte von Angehörigen oder externe Befundberichte dargelegt werden. Es geht also um Ergänzungen oder eine Einschätzungskorrektur.

Empfehlungen aus Sicht der OPD

Es gelten hier erneut die Empfehlungen der Abschnitte 6.2.1 bis 6.2.4. Wie dort beschrieben, wird aus Sicht der OPD empfohlen, den Anspruch auf Vollständigkeit zurückzustellen und die Auswahl der Fakten und des Materials an den psychodynamischen Schlussfolgerungen zu orientieren, die für die Auswahl der therapeutischen Foki relevant sind. Es geht in diesem ersten Punkt jedoch noch nicht darum, die OPD-Behandlungsfoki explizit zu benennen, sondern die zusätzlichen Informationen so darzustellen, dass aus Ihnen unter Punkt 2 (vgl. nächster Abschnitt) ggf. Ergänzungen oder Änderungen zur Psychodynamik begründet werden können und später unter Punkt 5 schlüssig ein OPD-Behandlungsfokus abgeleitet und in seiner Veränderung während der bereits durchgeführten Behandlungsphase beschrieben werden kann.

8.2.2 Punkt 2 des Berichts: Ergänzungen zur Psychodynamik der neurotischen Erkrankung

Vorgaben zur Berichterstellung

Die interpersonelle Dynamik (Übertragung, Gegenübertragung, Widerstand) soll über den Behandlungsverlauf beschrieben werden. Es ist darzulegen, inwieweit eine unbewusste Konfliktdynamik zum Gegenstand bewusster Bearbeitung werden konnte und welche Veränderungen sich dadurch im Erleben des Patienten einstellten.

Empfehlungen aus Sicht der OPD

Da es sich bei diesem Punkt des Berichtes auf einen Rückbezug zum Erstantrag handelt, bietet sich an, an dieser Stelle die zu Behandlungsbeginn beschriebenen dysfunktionalen Beziehungsmuster, Konfliktbereitschaften und strukturellen Einschränkungen sowie ihren Zusammenhang zu konkretisieren und ggf. zu ergänzen oder zu korrigieren (vgl. Abbildung 8-1, S. 173). So kann ein anhaltender Wechsel im Leitaffekt oder im Gegenübertragungserleben andeuten, dass sich der vorherrschende unbewusste Konflikt unter der Behandlung verändert hat und mittlerweile andere, dynamisch relevante Aspekte in der Vordergrund treten. Die hier dargelegten Schwerpunkte der Psychodynamik sollten in der Therapieplanung (Punkt 5 unten) erneut aufgenommen und dort als Behandlungsfoki diskutiert werden.

8.2.3 Punkt 3 des Berichts: Ergänzungen zur neurosen-psychologischen Diagnose bzw. Differenzial-Diagnose

Empfehlungen aus Sicht der OPD

Es gelten hier grundsätzlich erneut die Empfehlungen des Abschnitts 6.2.7. Wie dort empfohlen, sollten neben der Symptomschilderung ein OPD-Befund sowie eine diagnostische Klassifikation nach ICD-10 erfolgen (sofern sich die Diagnose im Vergleich zum Erstantrag geändert haben sollte).

8.2.4 Punkt 4 des Berichts: Zusammenfassung des bisherigen Therapieverlaufs

Vorgaben zur Berichterstellung

Folgende Aspekte gilt es zu berücksichtigen: Mitarbeit, Regressionsfähigkeit und Abwehr des Patienten, die angewandten therapeutischen Methoden und deren Effekte.

Empfehlungen aus Sicht der OPD

Aus Sicht der OPD geht es in diesem Abschnitt vor allem darum, die Entwicklung der im Bericht zum Erstantrag herausgestellten psychotherapeutischen Foki im Behandlungsverlauf nachzuvollziehen und darzustellen, wie weit der Patient in der Bearbeitung dieser Foki inzwischen gekommen ist. Die oben erwähnte und im Merkblatt zur Berichterstellung angesprochene Mitarbeit des Patienten, seine Regressionsfähigkeit und Abwehr sowie die angewandten therapeutischen Methoden sollten auf diese therapeutischen Foki und den sich verändernden Umgang des Patienten mit ihnen bezogen werden. Neben diesen mehr innertherapeutischen Aspekten verdienen nach unserer Auffassung jedoch auch äußere Entwicklungen Beachtung, d. h. Veränderungen im interpersonellen Bereich, im Umgang des Patienten mit äußeren Anforderungen und mit sich selbst und nicht zuletzt auch Veränderungen in der Symptomatik. Auch diese äußeren Veränderungen sollten konsequent auf die im Behandlungsplan genannten Foki bezogen werden. Die Beschreibung des Therapieverlaufs sollte erkennen lassen, wie sie durch die therapeutische Arbeit an den im Therapieplan angeführten Foki erreicht wurden.

Wenn all dies geleistet worden ist, sollte es ohne Schwierigkeiten möglich sein, aufgrund des gesammelten Materials den Grad der bis zum Fortsetzungsantrag erreichten Veränderung auf der Heidelberger Umstrukturierungsskala (HUS) einzuschätzen und dadurch zu objektivieren. Diese Einschätzung kann den Effekt der zurückliegenden Behandlung darstellen und zugleich aufzeigen bzw. begründen, welche therapeutischen Schritte noch ausstehen und Aufgabe einer weiteren Behandlungsphase sein müssen. Wir empfehlen daher, eine Beurteilung der erreichten Veränderungen mit der HUS (unter Bezugnahme auf das

Manual, vgl. Anhang) vorzunehmen und das Ergebnis zunächst mit eigenen Worten zu beschreiben, bevor Sie (eventuell nur in Klammern) anmerken, welcher Grad der Umstrukturierung bezogen auf einen Fokus im Sinne der HUS numerisch bislang erreicht wurde (z. B. Stufe 3 beim Konflikt Versorgung vs. Autarkie).

In der Richtlinien-Psychotherapie ist natürlich von zentraler Bedeutung, krankheitswertiges Erleben und Verhalten des Patienten stabil zu verändern und diese Veränderung im Fortsetzungsantrag auch entsprechend zu dokumentieren. Insofern sollte den *fokusbezogenen Veränderungen in der Realität* eine besondere Aufmerksamkeit zukommen. Wichtig ist dabei zu berücksichtigen, dass die «messbaren Ergebnisse» therapeutisch angestoßener Umstrukturierungen nicht «linear» von einem schlechteren zu einem besseren Funktionsniveau verlaufen (also bspw. von starken symptomatischen Beschwerden hin zu kompletter Remission, vgl. Anhang C). Schon Freud beschrieb die «Verschlechterungen unter der Kur» und meinte damit, dass eine verbesserte Selbsteinsicht auch passager zu starken Irritationen und entsprechendem symptomatischen Ausdruck führen kann. Insbesondere im Übergang von Stufe 4 «Anerkennung und Erkundung des Problembereichs» zu Stufe 5 «Auflösung alter Strukturen im Problembereich» tritt eine Labilisierung in Bezug auf die Bewertung der eigenen Person, anderer und bestimmter Erfahrungen im Fokusbereich ein, die eventuell einen krisenhaft-ausweglosen Eindruck machen kann. Die Kriterien der HUS erlauben es, die Wechselwirkungen von Therapieverlauf sowie innerer und äußerer Verfasstheit des Patienten in ihrem dynamischen Zusammenspiel zu beschreiben und eine fundierte Bewertung des Erlebens und Verhaltens des Patienten zum aktuellen Zeitpunkt der Behandlung abgeben zu können.

8.2.5 Punkt 5 des Berichts: Änderungen des Therapieplans und Begründung

Empfehlungen aus Sicht der OPD

Es gelten hier grundsätzlich erneut die Empfehlungen des Abschnitts 2.8 aus Kapitel 6. Darüber hinaus eignet sich die HUS im Besonderen dafür, dem Behandler durch den klaren, kriterienorientierten Blick zu helfen, sich aus möglichen Gegenübertragungsverstrickungen zu befreien und die Entwicklungen in den ausgewählten Fokusbereichen objektivierender einzuschätzen. So können Stagnationen oder Fehlentwicklungen leichter erkannt und entsprechend beantwortet werden. Das Vokabular der HUS hilft, entsprechende Phänomene begrifflich zu fassen und Therapieplanänderungen schlüssig zu begründen.

8.2.6 Punkt 6 des Berichts: Prognose nach dem bisherigen Therapieverlauf

Vorgaben zur Berichterstellung

Begründung der wahrscheinlich noch notwendigen Behandlungsfrequenz und -dauer, mit Bezug auf die Entwicklungsmöglichkeiten des Patienten und seines Umfeldes.

Empfehlungen aus Sicht der OPD

Es gelten hier grundsätzlich die Empfehlungen des Abschnitts 2.9 aus Kapitel 6. In Ergänzung zu den dort dargelegten prognostisch relevanten Aspekten des OPD-Befundes lassen sich die mit der HUS beschriebenen Veränderung der Behandlungsfoki zur weiteren Prognose heranziehen.

8.3 Beispiele

8.3.1 Bericht zum Fortführungsantrag auf tiefenpsychologisch fundierte Psychotherapie (Erstantrag in Kapitel 7.3)

Im Bericht zum Erstantrag wurde eine 30-jährige Verwaltungswissenschaftlerin mit Depressionen, Ängsten und somatoformen Beschwerden beschrieben, die aufgrund von Konflikten im Arbeitsbereich dekompensierte. Im Hintergrund standen biografische Belastungen durch eine behinderte jüngere Schwester, die den Hauptteil der Aufmerksamkeit und Sorge der Mutter auf sich zog. Als hauptsächlicher Fokus wurde ein Versorgungs-Autarkie-Konflikt angegeben, an zweiter Stelle ein Unterwerfungs-Kontrolle-Konflikt.

Ergänzungen zu den Angaben 1.–4. des Berichts zum Erstantrag

Neue Symptome hat die Patientin nicht berichtet, es waren auch keine weiteren im Verlauf zu beobachten. Während die infolge der auslösenden Konfliktsituation am Arbeitsplatz aufgekommenen Zukunftsängste und das damit verbundene nächtliche Grübeln zurückgetreten sind, hat sich aus der anfänglichen Depressivität inzwischen ein Wechsel von trauriger Verstimmung, Gereiztheit und Vorwürflichkeit entwickelt, die alle mit dem für ihre Psychodynamik zentralen Enttäuschungsthema eng verbunden sind.

Bezogen auf die Biografie haben sich zwischenzeitlich viele Differenzierungen ergeben, der Bericht zum Erstantrag gibt jedoch die wichtigen Linien auch aus heutiger Sicht wieder. Viel konkreter und emotional berührter kann die Patientin jetzt biografische Szenen schildern, in denen sie sich gegenüber der behinderten kleineren Schwester benachteiligt fühlte, die die Kräfte der Eltern und insbesondere der Mutter vollständig band, und wie sie sich in solchen Situationen innerlich ohnmächtig zwischen ihrem Groll und dem Versuch, sich aus schuldbewusster Rücksichtnahme zu bescheiden, hin- und her bewegte. Sie kann auch darstellen, wie sie sich dennoch eine wiedergutmachende Zuwendung seitens der Eltern zu bestimmten Anlässen (z. B. Geburtstagen) immer wieder erhoffte und wie enttäuschend diese Gelegenheiten (verglichen mit ihren großen Erwartungen) immer wieder abliefen.

Zum Abschnitt Krankheitsanamnese im Bericht zum Erstantrag gibt es keine Ergänzungen. Der dort formulierte Befund erscheint nach wie vor stimmig, allerdings haben sich das Auftreten der Patientin und mein Eindruck von ihr inzwischen verändert: Die anfangs bemüht gefasst und kontrolliert auftretende und sich betont patent gebende Patientin erscheint nun emotionaler und weicher, sie kann sich – trotz der immer wieder durchdringenden Verbitterung über die enttäuschenden Objekte und der kämpferischen Anklage gegen diese – mehr mit schwierigen Gefühlen wie Enttäuschung oder Traurigkeit zeigen und die dabei sichtbar werdende Schwäche zumindest etwas zulassen. Verbunden damit wirkt die Patientin gerade in der letzten Zeit auf mich auch weiblicher.

Kommentar

Schon in diesem Abschnitt wird eine Patientin beschrieben, die anders als im Bericht zum Erstantrag nicht mehr vor allem kämpferisch-angespannt und externalisierend die Quelle ihrer Schwierigkeiten außen sieht und dort bekämpft (das wäre die Stufe 2 der Umstrukturierungsskala), sondern bereits recht deutlich spürt, dass die Problematik mit ihr zu tun hat und sie diese als ein innerliches Muster mit sich trägt und verantwortet. In der Schilderung der bewegenden biografischen Szenen kann sie nun ein Stück Traurigkeit zu lassen (anstatt nur über die Objekte zu klagen) und den Zuhörer dadurch berühren. Im Wechsel dazu treten aber doch noch immer die Verbitterung über die Objekte und eine Gereiztheit zutage, die eine gewisse Zwiespältigkeit in Bezug auf die Anforderung anzeigen, die Schwierigkeiten in die eigene Verantwortung zu nehmen. Die Patientin befindet sich daher mindestens auf der Stufe 3 der Skala. Weiteres Material zur noch zuverlässigeren Einschätzung der Umstrukturierung wird v. a. im Abschnitt zum Therapieverlauf zu finden sein.

Psychodynamik: Die im Bericht zum Erstantrag skizzierte Psychodynamik ist auch aus jetziger Sicht im Ganzen stimmig. Im Mittelpunkt stehen enttäuschte Wünsche nach Versorgung und Zuwendung, die die Patientin durch einen Rückzug in eine Autarkie bewältigt hat, hinter der sich Groll und Trauer wegen der erlittenen Zurücksetzungen und Verluste anstauen. Neben dieser zentralen Konfliktthematik erscheinen die übrigen im früheren Bericht genannten dynamischen Elemente weniger bedeutsam, insbesondere erscheinen die damals als sehr rigide imponierenden Aspekte ihrer Person (Zwanghaftigkeit, Strenge der inneren Objekte, Übersteuerung) nun weniger tief greifend und leichter auflösbar. In der Terminologie der OPD steht weiterhin ein Versorgungs-Autarkie-Konflikt im Mittelpunkt der Psychodynamik, an zweiter Stelle und mit weniger Relevanz ein Unterwerfung-vs.-Kontrolle-Konflikt.

Kommentar

Zum Zeitpunkt des Erstantrages war noch nicht ganz klar, ob der Unterwerfung-vs.-Kontrolle-Konflikt nicht doch eine erheblichere und veränderungshemmende Rolle spielen könnte. Es hat sich jedoch die damals formulierte Erwartung bestätigt, dass das Kontrollbedürfnis der Patientin zwar ausgeprägt, aber doch hinreichend auflockerbar ist und die Behandlung daher nicht wesentlich erschwert.

Diagnose:

- Symptomatik: Depressive Verstimmung, Verspannungsschmerzen, Durchfall
- OPD-Konflikte: Versorgung vs. Autarkie, außerdem Unterwerfung vs. Kontrolle; jeweils aktiver Modus der Bewältigung
- OPD-Struktur: überwiegend mäßiges Strukturniveau mit einzelnen guten Fähigkeiten und Einschränkungen im Bereich der Steuerung (Übersteuerung) und der Bindung (Introjekte nutzen); insgesamt gutes bis mäßiges Strukturniveau
- ICD-10: F 32.1 – mittelgradige depressive Episode; F45.32/38 Somatoforme autonome Funktionsstörung (unterer Gastrointestinaltrakt, skeleto-muskuläres System)

Kommentar
Die Diagnose ist im Vergleich zum Bericht im Erstantrag unverändert.

Bisheriger Therapieverlauf: Die Patientin hat die Behandlung mit einer ihrer zwanghaft-verpflichteten Seite entsprechenden Verbindlichkeit und Zuverlässigkeit begonnen und bislang nur einen Termin krankheitsbedingt nicht wahrgenommen. Hinter ihrer Korrektheit war für mich mit der Zeit immer deutlicher eine gewisse Skepsis und Reserve spürbar, die sich reaktionsbildend hinter ihrer Bereitschaft versteckte, meine Urlaubspläne, Verzögerungen beim Stundenbeginn und ähnliches gleichsam vorauseilend freundlich zu akzeptieren. Auf vorsichtig deutende Fragen dazu reagierte sie abweisend, sie konnte aber in der Art einer indirekten Antwort mehr und mehr Enttäuschungen in anderen Beziehungen ansprechen, in letzter Zeit auch die darunter liegenden Sehnsüchte nach Aufmerksamkeit und Fürsorge andeuten. Parallel dazu hat sich jene Verschiebung der Affekte ereignet, die ich eingangs beschrieben habe: Das zum Behandlungsbeginn durchgängige Erleben ängstlich-depressiver Ohnmacht und empörter Verbitterung gegenüber den Objekten hat moderateren Affekten (v. a. einer Enttäuschung über die Objekte) Platz gemacht, die etwas mehr Abstand ermöglichen und Raum für Gedanken und Differenzierungen lassen. Dadurch werden die Bilder von ihren Objekten plastischer und einfühlbarer: Ihr anfangs nur schemenhaft sichtbarer Partner etwa bekommt in ihren Schilderungen zunehmend Kontur und wird in seinen schwierigen Seiten beleuchtet (v.a. seine Trägheit und Indolenz im Kontrast zu ihrer fürsorglichen Bemühtheit), die Mutter erscheint umgekehrt in manchen Szenen freundlicher und nicht mehr so hermetisch abgegrenzt und unberührt wie in ihren ersten Darstellungen. Auch bezogen auf die eigene Person gibt es ein sich verbreiterndes Spektrum von Gedanken und Gefühlen: In ihrer Enttäuschung deutet sich auch eine Art von Selbstfürsorge an (im Sinne eines Gefühls für das Verlorene bzw. entbehrte), die mir wiederum die Einnahme einer beelternden Rolle erlaubt und in der Gegenübertragung entsprechend fürsorgliche Gefühle auslöst. Ein wichtiges neues Thema, dem sich die Patientin z.Z. annähert, sind ihre untergründig idealen Ansprüche an andere (in Bezug auf Beachtung, Wiedergutmachung), die die Kehrseite ihrer übergroßen Empfindlichkeit und Enttäuschungsbereitschaft bilden. Gerade in der Beziehung zur Mutter deuten sich Zweifel an dem eigenen Anspruch und der daraus motivierten Anklage an, zugleich zeigt sie mitunter etwas Milde und Verständnis ihr gegenüber. Dieses schwierige Thema ist jedoch bislang nur berührt worden.

Bezüglich äußerer Veränderungen ist zu erwähnen, dass die Patientin ihre bisherige Anstellung behalten hat und die Konflikte dort bei immer wieder aufkeimender Empörung erträgt. Die Arbeitsfähigkeit war seit jener Krise zu Therapiebeginn nicht mehr ernsthaft beeinträchtigt. Ihre Partnerschaft erscheint stabil, ist aber wie beschrieben etwas konfliktträchtiger geworden.

Die somatoformen Beschwerden bestehen in wechselnder Intensität weiter, wobei die Auslöser für ihr Auftreten mitunter sehr anschaulich vor dem Hintergrund ihres Enttäuschungsthemas auch für die Patientin begreifbar werden. Die im Bericht zum Erstantrag diagnostizierte Schlafstörung besteht nach der Beruhigung der damals belastenden beruflichen Konflikte nicht mehr.

Gemessen an der Heidelberger Umstrukturierungsskala liegt die Patientin mit Bezug auf ihren zentralen Konflikt (Versorgung-Autarkie) über der Stufe 3 («Vage Problemwahrnehmung») und noch nicht ganz auf der Stufe 4 «Anerkennung und Erkundung», d.h. sie hat das mit dem Konflikt beschriebene Problem in wichtigen Teilen verstanden und als zu sich selbst zugehörig anerkannt. Sie beginnt mit ihrer Einsicht darum, die dysfunktionalen Erlebens- und Handlungsmuster, mit denen sie den Konflikt bislang bewältigt hat, in Frage zu stellen und ein authentisches Interesse an der Untersuchung der mit ihm verbundenen Erfahrungen in unterschiedlichen Lebensbereichen zu entwickeln.

Kommentar

In diesem Abschnitt werden nacheinander verschiedene Aspekte der Arbeit an dem für die Störung zentralen Fokus (der Versorgungs-Autarkie-Konflikt) beschrieben, und zwar mit Bezug auf die Übertragung und Gegenübertragung, die außertherapeutischen Beziehungen, die vorherrschenden Affekte, die äußere Realität und die Symptomatik.

Die Beschreibung des Verlaufs bestätigt im Wesentlichen die Ausführungen des Kommentars zum ersten Punkt dieses Berichts, lassen aber darüber hinaus erkennen, dass die Patientin mit ihrem wachsenden Problemverständnis etwas anstellen und verändern kann, wobei diese Veränderung vorläufig noch vor allem im therapeutischen Innenraum stattfindet: Sie kann sich den verschiedenen Aspekten ihres Versorgungs-Autarkie-Konfliktes annähern und die dazu gehörenden Gefühle zulassen und Versorgungswünsche anerkennen. Diese Bewegung spiegelt sich in der Gegenübertragung als Möglichkeit wieder, sich von ihr berühren zu lassen und sich ihr fürsorglich zuzuwenden. Damit deutet sich eine Lockerung des im Bericht zum Erstantrag (Punkte 4 und 6, Befund und Psychodynamik) dargestellten habituell-dysfunktionalen Beziehungsmusters an, in dem eine kämpferisch-vorwurfsvolle und sich betont unbedürftig präsentierende Patientin beschrieben wurde. Äußere Veränderungen deuten sich in der Beziehung zum Freund und eventuell auch der Mutter immerhin an. Zugleich ist die Stufe 4 der Umstrukturierungsskala, auf der Patienten über ein stabiles Wissen um ihre Schwierigkeit verfügen und mit diesem Wissen offensiv Veränderungen angehen, von dieser Patientin sicher noch nicht ganz erreicht.

Therapieplan: Die Patientin ist auf einem guten Weg, bedarf aber noch der weiteren Therapie für die Durcharbeitung der oben beschriebenen

Themen und Konfliktbereiche. Sie hat ein gewisses Verständnis ihrer Schwierigkeiten erreicht und Zugang zu bislang verdeckten Wünschen und Affekten gewonnen, kann diese Einsichten jedoch noch nicht sicher festhalten und für Veränderungen in ihrer äußeren Realität nutzen. Sie hält zudem im Wesentlichen noch an ihrer Enttäuschung und an den dahinter stehenden idealen Erwartungen an die Objekte fest. Ziel des kommenden Therapieabschnittes soll es sein, die Enttäuschung weiter zu bearbeiten und eine mehr versöhnliche Sicht auf die Objekte zu ermöglichen. In diesem Zusammenhang wird es wichtig sein, die Beendigung zeitig zu thematisieren und die dadurch aktualisierten Aspekte ihres Konfliktes (Enttäuschung, Abschied von idealen Erwartungen) zu thematisieren. Es werden weitere 30 Sitzungen (Ziffer 35201) beantragt.

Kommentar

Der Inhalt des Kommentars zum letzten Punkt (4) wird hier nochmals kurz zusammengefasst und daraus (d. h. aus dem Umstand, dass die Stufe 4 der Umstrukturierungsskala noch nicht sicher erreicht ist) die Notwendigkeit einer Fortsetzung der Therapie begründet. Das Erreichen der Stufe 4 der Umstrukturierungsskala wird implizit als Behandlungsziel angegeben. Es wird außerdem antizipiert, dass das Ende der Therapie das Enttäuschungsthema der Patient aktualisieren kann und deshalb beachtet und ggf. bearbeitet werden sollte.

Prognose: Die Prognose kann vor dem Hintergrund des bisherigen Verlaufs als gut angesehen werden. Die relevanten Gesichtspunkte dazu wurden in den vorangegangenen Abschnitten erläutert. Besondere Risiken sind nicht sichtbar geworden und auch nicht abzusehen.

8.3.2 Bericht zum Fortführungsantrag auf analytische Psychotherapie (Erstantrag in Kapitel 7.6)

Im Bericht zum Erstantrag wurde ein 22-jähriger Politologiestudent mit Lernschwierigkeiten und einer sehr ausgeprägten, religiös motivierten Schuldthematik beschrieben. Im Hintergrund standen biografische Belastungen durch die an MS erkranke Mutter. Als hauptsächlicher Fokus wurde ein Schuldkonflikt angegeben, an zweiter Stelle ein ödipaler Konflikt.

Ergänzungen zu den Angaben in den Abschnitten 1.-4. zum Erstantrag

Der Patient erinnert sich, dass er während eines längeren Klinikaufenthaltes des Vaters eine Zeit lang bei der Mutter im Ehebett schlafen durfte, was er als ein Gefühl der Geborgenheit und Zufriedenheit beschreibt. In der Zeit der Pubertät sei er sehr gerne zuhause gewesen, während seine Klassenkameraden ausgingen. Ihn habe die Ausgelassenheit und Abenteuerlust der Gleichaltrigen geängstigt. Er sei in Anbetracht dessen von Gewissensbissen geplagt gewesen. Eine Klassenfahrt in der Oberstufe nach Südeuropa habe er nicht wahrnehmen können, weil er kurzfristig erkrankt sei.

Kommentar
Der Patient blieb regressiv an die Mutter gebunden, bei der er Schutz und Sicherheit suchte (ödipaler Konflikt). Bestrebungen, die ihn aus der familiären Verbundenheit hätten herausführen können, machten ihm Angst und waren aus Gewissensgründen verstellt (Schuldkonflikte).

Ergänzungen zur Psychodynamik der neurotischen Erkrankung

Im Verlauf der Behandlung wurde über die bereits im Erstantrag dargestellte Psychodynamik hinausgehend deutlich, dass, bedingt durch eine frühzeitige, biografisch begünstigte Schwächung der Ich-Entwicklung, eine adäquate Lösung der ödipalen Konstellation nicht vollzogen werden konnte. Der Patient erlebt sich nachhaltig als der Mutter verpflichtet. Dies drückt sich auch in dem Empfinden aus, so wie diese denken und fühlen zu müssen. Seine Verbindung mit ihr kann der Patient erst allmählich gedanklich relativieren. Die Überlagerung von frühen symbiotischen Objektvorstellungen und ödipalen Objektwünschen ließ die Mutter im Erleben des Patienten als allgegenwärtig und übermächtig erscheinen, sodass es anfangs verboten erschien, eine reflektierende Distanz zu ihr einnehmen zu wollen. Er konnte diesen Zustand auch deswegen nicht gut überwinden, weil der Vater selbst in seiner Männlichkeitsentwicklung, durch die Erlebnisse mit seinem Vater und seinem eigenen Berufsunfall, gehemmt war und dem Patienten wenig männlich unterstützendes Vorbild bieten konnte. Der Patient blieb in der aggressiv verächtlichen Ablehnung gegenüber dem Vater gefangen, was ihm wiederum die Ausbildung einer eigenen männlichen Identität und damit auch das Einlassen auf eine Frau erschwerte (ödipaler Konflikt). Neben den bereits im Erstantrag benannten strukturellen Schwächen (Impulssteuerung und Introjekte nutzen) ist die ganzheitliche Objektwahrnehmung, insbesondere bei konflikthaft stark überlagerten Themen eingeschränkt. Hierbei ist insbesondere daran zu denken, dass die negativen Seiten des Vaters überzeichnet werden, während die Beziehung zur Mutter positiv verklärt ist. Darüber hinaus zeigte sich während der Behandlung noch einmal deutlicher, dass sowohl die Tendenz des Patienten, von sich alles zu erwarten als auch sein Selbstverständnis selbst nicht zu zählen, auf eine Selbstwertproblematik zurückzuführen sind.

Kommentar

Nach 160 Stunden Psychotherapie wird die Verknüpfung von Konflikt und Struktur noch mal deutlicher. Es zeigt sich eine Wechselwirkung, bei der die Konflikte aufgrund eines geschwächten Ichs einerseits nicht so gut gemeistert werden konnten und andererseits die zahlreichen ungelösten Konflikte die weitere Entwicklung des Ich auch erschwerten. Hierbei spielt die transgenerationale Weitergabe der ungelösten Themen eine Rolle.

Ergänzungen zur neurosen-psychologischen Diagnose bzw. Differenzial-Diagnose

- Symptomatik: Erschöpfung, Selbstvorwürfe, verminderte Konzentrationsfähigkeit, Grübeln (gemildert)
- OPD-Konflikt: Schuldkonflikt, ödipaler Konflikt, Unterwerfung vs. Kontrolle (gemildert)
- OPD-Struktur: mäßiges Strukturniveau; speziell Introjekte nutzen, Impulssteuerung, ganzheitliche Objektwahrnehmung und Selbstwertregulation (neu)
- ICD-10: leichte depressive Episode (F32.0)

Zusammenfassung des bisherigen Therapieverlaufs

Der Patient hat im Rahmen der Psychotherapie seine aggressiven Bestrebungen entdeckt und trotz wiederkehrender Bedenken sowie Gewissensbissen gelernt zuzulassen. Parallel hierzu hat er an Vitalität und Spannkraft gewonnen. Er hat sich im realen Umfeld ausprobiert und neben einigen überschießenden Handlungen (schriftliche Beschwerde über einen Professor beim Dekan) auch Souveränität im Umgang mit diesen Bestrebungen erworben (demonstriert seinem Vater sein Können). Bedingt durch diese Entwicklung hat er begonnen, sich stärker zu behaupten und somit sich selbst größeren inneren und äußeren Spielraum eingeräumt, was wiederum den Umgang mit anderen für ihn deutlich erleichtert. Entsprechend dieses Zugewinns an Erlebens- und Handlungsmöglichkeiten, hat die erlebte Hilf- und Wirkungslosigkeit des Patienten deutlich nachgelassen. Damit geht eine deutliche Abnahme der depressiven Symptomatik sowie der Verzicht auf Medikamente einher.

Bislang hat der Patient überaus zuverlässig und engagiert an sich gearbeitet. Dabei zeigte sich, dass es ihm anfangs immer wieder schwer fiel, die Ebene der Realität zu verlassen und sich mehr mit seinem eigenen Inneren als mit dem Handeln der anderen auseinanderzusetzen (Stufe 2 der HUS). Dennoch war es ihm zunehmend möglich, immer mehr seine Aufmerksamkeit nach innen zu richten (Stufe 3 der HUS). Es wurde deutlich, dass der Patient sich in einer inneren Welt befindet, in der zunächst nur die Ansprüche der anderen zählen, die es zufriedenzustellen gilt, während seine Interessen keine Beachtung finden. In diesem Zusammenhang fing er an zu spüren, wie es sich anfühlt verausgabt und erschöpft zu sein. Diese Anerkennung der eigenen Befindlichkeit war ein stabiler Ausgangspunkt um sich gegenüber den Anforderungen von außen abzugrenzen (Stufe 4 der HUS). Im Verlauf der Therapie wurde dann herausgearbeitet, dass diese Zurückstellung der eigenen Person durch eine Kränkung, selbst nicht zu zählen, gespeist wird. Er begann sich wiederholt und zunehmend erfolgreich gegenüber den als vereinnahmend erlebten Eltern abzugrenzen (er ignorierte er die Ausrufung seiner Person durch die Eltern in einem großen Möbelhaus, er wäscht seine Wäsche selbst, zog im Elternhaus von einem Durchgangszimmer in ein abgelegenes Zimmer, absolvierte erfolgreich eine Zwischenprüfung).

Beziehungen außerhalb der Familie gewannen an Bedeutung. Anlässlich einer «Zwischenbilanz» wegen seines bevorstehenden Geburtstages wich seine allumfassende, bleierne Depression einer angemessenen Traurigkeit darüber, nie in seiner Individualität beachtet worden zu sein (Stufe 5 der HUS). Ihm ist klar geworden, dass seine Erlebnisse ihn auch geschädigt haben und er Einiges unwiederbringlich verpasst hat.

Die therapeutische Beziehung war zunächst davon geprägt, dass der Patient fürchtete, vereinnahmt und kontrolliert zu werden. In diese Richtung weist bereits sowohl seine anfängliche Befürchtung, durch die Psychotherapie von seiner sektenhaft religiösen Zugehörigkeit weggedrängt zu werden als auch sein Initialtraum (Therapeutin schließt alle Türen ab, sodass er nach der Stunde nicht gehen kann). Gegenüber der Therapeutin machte der Patient wiederholt deutlich, dass er überaus gewissenhaft ist und es nicht wagt, sich auf sie zu verlassen, was im Gegenüber das Gefühl auslöst, ihm nicht zu genügen und ihn machen lassen zu müssen. Dies konnte als ein Weg, sich nicht wirklich einzulassen, verstanden werden (Widerstand). Während er es im Lauf der Behandlung zunehmend wagte, sich gegenüber der Therapeutin zu öffnen, bleibt der Wunsch nach einer Partnerin nach wie vor peinlich und verborgen. Der Patient kann hier zwar Bezüge zu seiner Lebensgeschichte oder äußeren Situation herstellen, der Schatten der Beschämung weicht gleichwohl nicht (Stufe 3 der HUS). Daneben steht immer die Frage der moralischen Tolerierbarkeit im Raum.

Kommentar

Der Patient ist tatkräftig und entschlossen gestimmt und nimmt sein Leben in die Hand. Er hat verstanden, dass es an ihm liegt, wie er sich anderen gegenüber aufstellt und ist nun wild entschlossen, etwas zu ändern. Dadurch werden neue Kräfte frei, die er zielgerichtet auf die Verfolgung seiner eigenen Interessen richtet (Schuldkonflikt, Konflikt «Unterwerfung vs. Kontrolle»; Stufe 4 der HUS). Parallel zu diesem Prozess ist eine deutliche Symptomreduzierung feststellbar, was die ursprüngliche Vermutung bestätigt, dass die Symptomatik auf Konfliktspannung zurückzuführen ist. Es wird in der Behandlung sichtbar, dass der Konflikt «Unterwerfung vs. Kontrolle» der Absicherung des Patienten dient. Solange er sich auf sich selbst verlässt, solange kann er nicht enttäuscht werden. Gleichzeitig zeigt sich aber auch, dass er sich, durch die Sicherung seiner Person in dieser analen Welt, verschließt und neue

Erfahrungen erschwert. Auf diese Weise entsteht ein konflikthafter Knoten, wo der Patient sich durch den Rückzug in diesen inneren Schutzraum sowohl die Möglichkeit erschwert, andere als verlässlich zu erleben als auch in einen selbstverständlichen, libidinösen Austausch mit anderen zu gelangen. Das, was ihn sichern soll, stellt gleichzeitig ein Gefängnis dar, weil es den Bestand seiner beiden anderen Konflikte (Schuldkonflikt und ödipaler Konflikt) untermauert.

Änderungen des Therapieplans und Begründung

Neben dem Nachlassen der Gewissensqualen, konnte der erlebte Anspruch der Umwelt an den Patienten bearbeitet werden. Innere und äußere Bewegungen in Richtung eines Zugewinns an Selbstbehauptung und Autonomie sind erfolgt. Der damit einhergehende Anstieg an Selbstachtung tut ihm gut. Gleichzeitig hat er aber auch die anhaltende Auseinandersetzung mit seinen Konflikten und die Erfahrung der Grenze der Machbarkeit dazu geführt, dass er traurig geworden ist. Es ist zu erwarten, dass sich diese Verzweiflung weiter ausbreitet und der Patient sich im Zuge dessen von den Eltern und seinen infantilen Ansprüchen an diese verabschieden wird (Übergang von Stufe 5 zu Stufe 6 der HUS). Vermutlich wird es ihm erst dann möglich sein, eine vertiefte Bearbeitung seiner Wünsche nach einer Partnerin aufzunehmen. Es werden weitere 80 Stunden analytische Psychotherapie beantragt. Eine Änderung des Therapieplans ist nicht notwendig. Aufgrund des bisherigen Verlaufs ist davon auszugehen, dass der Patient auch weiterhin gewinnbringend an sich arbeiten und insofern im Rahmen der weiteren Therapie eine Umstrukturierung eintreten wird (Stufe 6 der HUS).

Kommentar

Erwartungsgemäß hat der Patient zum aktuellen Zeitpunkt bei allen Konflikten und bei der Beziehungsgestaltung Stufe 4 der HUS erreicht, was sich darin zeigt, dass er sich in Kenntnis seiner Schwierigkeiten offensiv und spielerisch mit möglichen Lösungen auseinandersetzt (der ödipale Konflikt ist teilweise noch auf Stufe 3 der HUS). Sein Umgang mit seinen Problemen ist zum Teil auch bereits mit der Stufe 5 in Form von Traurigkeit und Verzweiflung beschreibbar. Er ist an seine Grenzen gestoßen. Dies stellt ihn vor die Erkenntnis, dass er auf lang gehegte Ansprüche wird verzichten müssen. Der Patient fühlt sich ratlos und ist dazu gezwungen, sich auf die Therapeutin zu verlassen, was ihm zwar schwer fällt, aber zunehmend gelingt.

Noch harrt er aus und vertraut punktuell immer wieder auf seine eigene Kraft. Gleichzeitig hat er auch bereits erfahren, dass eine innere Bewegung mit guten Gefühlen belohnt werden kann. Hier liegt das Potenzial für die Entwicklung in Richtung der Auflösung seiner Probleme.

Prognose nach dem bisherigen Behandlungsverlauf

Das Ergebnis des bisherigen Behandlungsverlaufs ist zufriedenstellend, aber noch nicht sicher verfügbar. Der Patient hat zwar deutlich an inneren und äußeren Handlungsmöglichkeiten gewonnen und die Symptomatik hat sich verbessert, aber er ist derzeit noch sehr schwankend und suchend. Er hat begonnen, sich der emotionalen Arbeit des Verlusts zu stellen. Nachdem eine breite Vertrauensbasis zwischen Patient und Therapeutin geschaffen werden konnte, ist zu vermuten, dass auch heiklere Themen in einem absehbaren Zeitraum offener ins Gespräch gebracht werden können. Von einem weiteren konstruktiven Behandlungsverlauf ist auszugehen.

Kommentar

Der Umgang des Patienten mit seinen Schwierigkeiten ist zum Teil der Stufe 4 und zum Teil der Stufe 5 der HUS zuordenbar. Zu diesem Zeitpunkt ist es nicht ratsam, einen Patienten aus der Behandlung zu entlassen, weil nicht auszuschließen ist, dass der Patient ohne therapeutische Unterstützung in einen depressiven Zustand zurückfallen und dort verharren könnte. Daher ist es wichtig, nun weiter zu machen, um ihm den Weg zu einer strukturellen Veränderung und damit auch Auflösung seiner Problematik zu ermöglichen.

9. Literatur

Arbeitskreis OPD (Hrsg.). (1996). *Operationalisierte Psychodynamische Diagnostik. Grundlagen und Manual.* Bern: Verlag Hans Huber.

Arbeitskreis OPD (Hrsg.). (2014). *Operationalisierte Psychodynamische Diagnostik OPD-2. Das Manual für Diagnostik und Therapieplanung.* Bern: Verlag Hans Huber.

Arbeitskreis OPD-Abhängigkeitserkrankungen (2013). *Modul Abhängigkeitserkrankungen. Das Diagnostik-Manual.* Bern: Verlag Hans Huber.

Arbeitskreis OPD-KJ (Hrsg.). (2013). *OPD-KJ-2. Operationalisierte Psychodynamische Diagnostik im Kindes- und Jugendalter. Grundlagen und Manual.* Bern: Verlag Hans Huber.

Argelander, H. (1970). Überlegungen zum psychoanalytischen Konzept des Sprechstundeninterviews. *Psyche, 27*, 1002–1011.

Balint, M., & Balint, E. (1961). *Psychotherapeutic techniques in medicine.* London: Travistock.

Cierpka, M., Grande, T., Stasch, M., Oberbracht, C., Schneider, W., Schüssler, G., et al. (2001). Zur Validität der Operationalisierten Psychodynamischen Diagnostik (OPD). *Psychotherapeut, 46*, 122–133.

Dahlbender, R. W., Buchheim, P., & Schüßler, G. (Hrsg.). (2004). *Lernen an der Praxis. OPD und Qualitätssicherung in der Psychodynamischen Psychotherapie.* Bern: Verlag Hans Huber.

Dittmann, V., Dilling, H. & Freyberger, H. J. (Hrsg.). (1992). *Psychiatrische Diagnostik nach ICD-10.* Bern: Verlag Hans Huber.

Dührssen, A. (2011). *Die biografische Anamnese unter tiefenpsychologischem Aspekt. Mit einer Einführung von Gerd Rudolf und Ulrich Rüger.* Stuttgart: Schattauer.

Eckstaedt, A. (1991). *Die Kunst des Anfangs. Psychoanalytische Erstgespräche.* Frankfurt a. M.: Suhrkamp.

Grande, T., Rudolf, G., & Jakobsen, T. (2004). Beziehungsdynamische Fallformulierung, Fokusbildung und Interventionsplanung auf der Grundlage der OPD Beziehungsdiagnostik. In R. W. Dahlbender, P. Buchheim & G. Schüßler (Hrsg.), *Lernen an er Praxis. OPD und die Qualitätssicherung in der psychodynamischen Psychotherapie* (S. 95–112). Bern: Verlag Hans Huber.

Grande, T., Rudolf, G., Oberbracht, C., & Jakobsen, T. (2001). Therapeutische Veränderungen jenseits der Symptomatik. Wirkungen stationärer Psychotherapie im Licht der Heidelberger Umstrukturierungsskala. *Zeitschrift für Psychosomatische Medizin und Psychotherapie, 47*(3), 213–233.

Grande, T., Rudolf, G., Oberbracht, C., & Pauli-Magnus, C. (2003). Progressive changes in patients' lives after psychotherapy: which treatment effects support them? *Psychotherapy Research, 13*(1), 43–58.

Groß, S., Stasch, M., Schmal, H., Hillenbrand, E., & Cierpka, M. (2007). Changes in the mental representations of relational behavior in depressive patients. *Psychotherapy Research, 17*(5), 522–534.

Jacobs, T., J. (1986). On contertransference enactment. *Journal of the American Psychoanalytic Association, 34*, 289–307.

Janssen, P. L. (1994). Zur psychoanalytischen Diagnostik. In P. L. Janssen & W. Schneider (Hrsg.), *Diagnostik in Psychotherapie und Psychosomatik* (S. 77–103). Stuttgart: Fischer.

Janssen, P. L. (2000). Die Bedeutung der Operationalisierten Psychodynamischen Diagnostik (OPD) für die psychoanalytische Theorie und Praxis. In W. Schneider & H. Freyberger (Hrsg.), *Was leistet die OPD? Empirische Befunde und klinische Erfahrungen mit der Operationalisierten Psychodynamischen Diagnostik* (S. 25–37). Bern: Verlag Hans Huber.

Janssen, P. L., Dahlbender, R. W., Freyberger, H. J., Heuft, G., Mans, E., Rudolf, G., Schneider, W. & Seidler, G. H. (1996). Leitfaden zur psychodynamisch-diagnostischen Untersuchung. *Psychotherapeut* (41), 297–304.

Janssen, P. L., & Schneider, W. (2009). Psychodynamische Diagnostik. *Psychotherapeut*(54), 57–69.

Kernberg, O. F. (1981). Structural interviewing. *The Psychiatric clinics of North America, 4*, 169–195.

Kessler, H., Taubner, S., Buchheim, A., Münte, T. F., Stasch, M., Kächele, H., et al. (2011). Individualized and clinically derived stimuli activate limbic structures in depression: an fMRI study. *PloS ONE, 6*(1), e15712. doi:15710.11371/journal.pone.0015712.

Klüwer, R. (1983). Agieren und Mitagieren. *Psyche, 37*, 828–840.

Lorenzer, A. (1970). *Sprechzerstörung und Rekonstruktion*. Frankfurt a. M.: Suhrkamp.

Luborsky, L., & Kächele, H. (Hrsg.). (1988). *Der zentrale Beziehungskonflikt – ein Arbeitsbuch*. Ulm: PSZ-Verlag.

Oberbracht, C. (2005). *Psychische Struktur im Spiel der Beziehung. Klinische Anwendung und empirische Prüfung der Strukturachse der Operationalisierten Psychodynamischen Diagnostik bei stationären psychosomatischen Patienten*. Universität Heidelberg, Heidelberg.

Rudolf, G. (1981). *Untersuchungen und Befund bei Neurosen und psychosomatischen Erkrankungen*. Weinheim/Basel: Beltz.

Rudolf, G. (2010). *Psychodynamische Psychotherapie. Die Arbeit an Konflikt, Struktur und Trauma*. Stuttgart: Schattauer.

Rudolf, G. (2013). *Strukturbezogene Psychotherapie. Leitfaden zur psychodynamischen Therapie struktureller Störungen (3. Aufl.)*. Stuttgart: Schattauer.

Rudolf, G., Grande, T., Dilg, R., Jakobsen, T., Keller, W., Oberbracht, C., et al. (2002). Structural changes in psychoanalytic therapys – the Heidelberg-Berlin Study on long-term psychoanalytic therapies (PAL). In M. Leuzinger-Bohleber & M. Target (Eds.), *Outcomes of psychoanalytic treatment. Perspectives for therapists and researchers* (pp. 201–222). London: Whurr Publishers.

Rudolf, G., Grande, T., Jakobsen, T., Krawietz, B., Langer, M., & Oberbracht, C. (2004). Effektivität und Effizienz psychoanalytischer Langzeittherapie: Die Praxisstudie analytische Langzeitpsychotherapie. In A. Gerlach, A.-M. Schlösser & A. Springer (Hrsg.), *Psychoanalyse des Glaubens* (S. 515–528). Gießen: Psychosozial-Verlag.

Rudolf, G., Grande, T., & Oberbracht, C. (2000). Die Heidelberger Umstrukturierungsskala. Ein Modell der Veränderung in psychoanalytischen Therapien und seine Operationalisierung in einer Schätzskala. *Psychotherapeut, 45*, 237–246.

Rudolf, G., Grande, T., Oberbracht, C., & Jakobsen, T. (1996). Erste empirische Untersuchungen zu einem neuen diagnostischen System: Die Operationalisierte Psychodynamische Diagnostik (OPD). *Zeitschrift für Psychosomatische Medizin und Psychoanalyse, 42*(4), 343–357.

Rudolf, G., Jakobsen, T., Keller, W., Krawietz, B., Langer, M., Oberbracht, C., et al. (2012). Umstrukturierung als Ergebnisparadigma der psychodynamischen Psychotherapie - Ergebnisse aus der Praxisstudie Analytische Langzeittherapie. *Zeitschrift für Psychosomatik und Medizinische Psychotherapie*(58), 55–66.

Rüger, U., Dahm, A. & Kallinke, D. (2012). *Faber-Haarstrick Kommentar Psychotherapie-Richtlinien (9. Aufl.).* München: Urban & Fischer.

Schauenburg, H., Freyberger, H., Cierpka, M., & Buchheim, P. (Hrsg.). (1998). *OPD in der Praxis. Konzepte, Anwendungen, Ergebnisse der Operationalisierten Psychodynamischen Diagnostik.* Bern: Verlag Hans Huber.

Schneider, W., & Freyberger, H. (Hrsg.). (2000). *Was leistet die OPD? Empirische Befunde und klinische Erfahrungen mit der Operationalisierten Psychodynamischen Diagnostik.* Bern: Verlag Hans Huber.

Stasch, M., Cierpka, M., Hillenbrand, E. & Schmal, H. (2002): *Assessing reenactment in inpatient psychodynamic therapy. Psychotherapy Research, 12*(3), 355–368

Stasch, M., & Cierpka, M. (2006). Die Umsetzung interpersoneller Therapiefoki mit einem multiprofessionellem Behandler-Team. Herausforderung an die stationäre Psychotherapie. *Psychotherapeut, 51*, 55–63.

Stasch, M., Schmal, H., Hillenbrand, E., & Cierpka, M. (2007). Fokusorientierte Interventionen mit der OPD in der stationären Psychotherapie. Effekte auf Ergebnis und Verlauf der Behandlung. *Zeitschrift für Psychosomatische Medizin und Psychotherapie, 53*(4), 309–323.

Zimmermann, J., Ehrenthal, J. C., Hörz, S., Rentrop, M., Rost, R., Schauenburg, H., Schneider, W., Waage, M. & Cierpka, M. (2010). Neue Validierungsstudien zur Operationalisierten Psychodynamischen Diagnostik (OPD-2). *Psychotherapeut, 55*, 69–73.

Anhang

Anhang A: Synopsis zum Erstantrag (Kapitel 6)

1. Spontanangaben des Patienten	
Vorgaben zur Berichterstellung	Mögliche Punkte aus Sicht der OPD
⇒ *Subjektive Beschwerden aus Sicht des Patienten, belegt durch wörtliche Zitate*	⇒ *Symptomatik* • Beschwerden • Dauer der Beschwerden • Symptomwertige Verhaltens-, Erlebensweisen • Beziehungsschwierigkeiten • Leidensdruck • Einschränkungen im Lebensalltag
	⇒ *Konzepte des Patienten* • Darstellung der Beschwerden • Krankheitskonzept • Veränderungskonzept

2. Kurze Darstellung der lebensgeschichtlichen Entwicklung	
Vorgaben zur Berichterstellung	Mögliche Punkte aus Sicht der OPD
⇒ *Familienanamnese* ⇒ *Entwicklung (unter Berücksichtigung von Schwellensituationen)* • psychisch • körperlich • sozial	⇒ *Zusammenhang von äußeren biografischen Bedingungen und innerer Bedeutung* ⇒ *Fokussierung bei der Erfassung des biografischen Materials* • Darstellung der Beziehung zu den Primärobjekten ⇒ *Entwicklungsbedingungen für* • strukturelle Einschränkungen • Konfliktbereitschaften ⇒ *Auslösende Situation verstehbar machen*

3. Krankheitsanamnese	
Vorgaben zur Berichterstellung	Mögliche Punkte aus Sicht der OPD
⇒ *Wesentliche Erkrankungen, die ärztlicher Vorbehandlung bedurften*	⇒ *Körperliche Vorerkrankungen und Behandlungen* • deren Auswirkungen auf die Alltagsrealität und psychische Realität • Unfälle • Operationen
⇒ *Früher durchgeführte psychotherapeutische Behandlungen*	⇒ *Psychische Vorerkrankungen und Behandlungen* • ambulante Psychotherapie • psychiatrische oder pharmakologische Vorbehandlungen • Psychotherapieabbrüche • Klinikaufenthalte

4. Psychischer Befund zum Zeitpunkt der Antragstellung	
Vorgaben zur Berichterstellung	Mögliche Punkte aus Sicht der OPD
⇒ *Aspekte der Persönlichkeit* • emotionaler Kontakt • Intelligenzleistung • Differenziertheit der Persönlichkeit • Einsichtsfähigkeit • Krankheitseinsicht • Motivation zur Psychotherapie ⇒ *Psychische Regulation* • Abwehrmechanismen • Art und Umfang der infantilen Fixierung und Persönlichkeitsstruktur ⇒ *Psychopathologischer Befund* • Bewusstseinsstörungen • Störungen der Stimmungslage • Affektivität • mnestische Funktion • Wahnsymptomatik • suizidale Tendenzen	⇒ *Beschreibung des Patienten* • Aussehen und Auftreten • Emotionalität • verbaler, nonverbaler Ausdruck ⇒ *Repetitive dysfunktionelle Beziehungsgestaltung deutlich im* • Hier: initiale Szene und aktuelle therapeutische Beziehung • Heute: aktuelle familiäre, berufliche und freundschaftliche Beziehungen ⇒ *Abwehrmechanismen* • Niveau • typische Abwehrmechanismen
	⇒ *Struktur* • Gesamtstrukturniveau • einzelne strukturelle Einschränkungen

5. Somatischer Befund bzw. Konsiliarbericht	
Vorgaben zur Berichterstellung	Mögliche Punkte aus Sicht der OPD
⇒ *Ergebnis der körperlichen Untersuchung bezogen auf psychisches und körperliches Krankheitsgeschehen*	⇒ *Prüfung, ob die somato psychischen Zusammenhänge bereits an anderer Stelle erwähnt wurden*

6. Psychodynamik der neurotischen Entwicklung	
Vorgaben zur Berichterstellung	Mögliche Punkte aus Sicht der OPD
⇒ *Neurotische Entwicklung und intrapsychischer Konflikt* • symptomauslösende Faktoren • interpersonelle Dynamik • Dynamik der strukturellen Einschränkungen	⇒ *Interpersonelle Dynamik* ⇒ *Verflechtung von Struktur und Konflikt und deren Einfluss auf* • Symptomatik • Beziehungsschwierigkeiten • Lebensgestaltung ⇒ *Gegenseitige Beeinflussung von verschiedenen Faktoren* • Biografie • Persönlichkeit • Lebensgestaltung • Erkrankung und auslösende Situation

7. Neurosenpsychologische Diagnose zum Zeitpunkt der Antragstellung	
Vorgaben zur Berichterstellung	Mögliche Punkte aus Sicht der OPD
⇒ *Diagnose auf symptomatischer und struktureller Ebene* ⇒ *Andere Befunde*	⇒ *Symptome* ⇒ *OPD-Befunde* • 1–2 Konflikte • Gesamtstrukturniveau ⇒ *Diagnostische Klassifikation* • ICD-Diagnose

8. Behandlungsplan und Zielsetzung der Therapie	
Vorgaben zur Berichterstellung	Mögliche Punkte aus Sicht der OPD
⇒ *Begründung für die Wahl der Behandlung*	⇒ *Zielsetzung der Therapie in Form der Fokusauswahl* • Beziehungsfokus • Konfliktfoki • Strukturfoki
⇒ *Nachvollziehbarer Zusammenhang zwischen* • Art der neurotischen Erkrankung • Sitzungsfrequenz • Therapievolumen • Therapieziel	⇒ *Setting in Abhängigkeit von der therapeutischen Zielsetzung* • analytische Psychotherapie: Beziehungsmuster und Konfliktthemen aktualisieren und fokal bearbeiten • tiefenpsychologisch fundierte Psychotherapie, Kurzzeittherapie: Beziehungsprobleme und Konfliktfokus in der interpersonellen Konstellation verdeutlichen und bearbeiten • modifizierte analytische Psychotherapie, strukturbezogene tiefenpsychologisch fundierte Psychotherapie: Strukturelle Fähigkeiten vorrangig bearbeiten und gezielt fördern

9. Prognose der Psychotherapie	
Vorgaben zur Berichterstellung	Mögliche Punkte aus Sicht der OPD
⇒ *Zuträgliche Eigenschaften für Psychotherapie-Erfolg* • Problembewusstsein • Verlässlichkeit • partielle Lebensbewältigung • Fähigkeit zur Regression • Flexibilität • Entwicklungsmöglichkeiten	⇒ *Indikatoren der Prognose* • Leidensdruck • Vorliegen eines psychischen Krankheits- und Veränderungskonzepts • Verhältnis zwischen Veränderungsressourcen und Veränderungshemmnissen • adäquate Berücksichtigung der strukturellen Störung

Anhang B: Die Heidelberger Umstrukturierungsskala (HUS)

Stufe	Skala	Beschreibung	
1. Nichtwahrnehmung des Fokusproblems	1 1+	Völlige Abwehr bzw. Vermeidung des Fokusbereichs, es gibt «kein Problem»	
2. Ungewollte Beschäftigung mit dem Fokus	2– 2 2+	Symptomdruck, interpersonelle Schwierigkeiten: Zumutungen, von außen kommend erlebt	
3. Vage Fokuswahrnehmung	3– 3 3+	Passive Beschäftigung mit dem Focus, ansatzw. Anerkennung, Ahnung eigener Verantwortung	*Bewältigung*
4. Anerkennung und Erkundung des Fokus	4– 4 4+	Interessiertes Problemverstehen, Arbeitsbeziehung, aktive «Bewältigung», Handeln	
5. Auflösung alter Strukturen im Fokusbereich	5– 5 5+	Abwehr wird brüchig, Prozeß wird zur «Passion», Trauer, Ausgeliefertsein, Verwirrung	*Strukturelle Veränderung*
6. Neustrukturierung im Fokusbereich	6– 6 6+	Versöhnliches Erleben, neue Erlebens/Verhaltensmöglichkeiten stellen sich spontan ein	
7. Auflösung des Fokus	7– 7	Integration, Selbstübereinstimmung, realitätsgerechtes Erleben, Neugestaltungen	

Anhang C: HUS-Manual

Stufe 1: Abwehr/Nichtwahrnehmung des Fokus

Die Abwehr/Nichtwahrnehmung kann intrapsychisch und/oder interpersonell ausgerichtet sein:

Intrapsychisch: Es gibt für den Untersucher Anzeichen, dass belastende emotionale Erfahrungen, die mit einer inneren Problematik in Verbindung stehen, vermieden und abgewehrt werden. Dem Patienten ist diese Problematik nicht bewusst, sodass ihr Inhalt noch völlig undifferenziert ist. Die Abwehr ist im Wesentlichen erfolgreich. Der Patient ist noch nicht mit dem Fokus beschäftigt und kann jede kognitive oder emotionale Berührung mit ihm abweisen.

Interpersonell: Für den Untersucher ist eine interpersonelle Problematik erkennbar, die dem Patienten selbst aber gänzlich selbstverständlich (ich-synton) ist und von ihm nicht bemerkt wird. Interpersonelle Reibungen und Konflikte, in denen diese Problematik offenkundig werden könnte, werden entweder umgangen (z. B. durch Vermeidung, Anpassung, Rückzug in Nischen) oder einfach nicht registriert. Es gibt deshalb eigentlich «kein Problem».

Fokusbezogene Veränderungen in der Realität: Veränderungen sind nicht möglich, da es noch keine Fokuswahrnehmung und -einsicht gibt. Es sind lediglich «edukative» Maßnahmen denkbar, bei denen etwas mit dem Patienten in direktiver Weise «gemacht» wird.

Affektzustände: Indifferenz, Ahnungslosigkeit, eventuell diffuses Unwohlsein (Affekte entstehen eventuell stellvertretend im Untersucher).

Beispiel 1: OPD-Fokus «Kontakt»

Ein 25-jähriger Patient kommt auf Anraten eines Allgemeinarztes, den er wegen eigentümlicher, somatisch erlebter Zustände von «Benommenheit» aufgesucht hat; diese Zustände lassen sich bei genauerer Befragung als eine Art Depersonalisationssymptomatik verstehen. Im Untersuchungsgespräch wird durch mehrere Irritationen und Missverständnisse eine massive Kontaktstörung deutlich, die der Patient selbst gar nicht wahrnimmt und die ihn nicht zu stören scheint. Er wirkt unbeteiligt. Aufgrund seiner weitgehenden Isolation im privaten wie beruflichen Bereich ist er bislang anscheinend sozial weitgehend unauffällig geblieben.

Stufe 2: Ungewollte Beschäftigung/äußere Konfrontation mit dem Problembereich

Die ungewollte Beschäftigung/äußere Konfrontation kann intrapsychische und/oder interpersonelle Problembereiche betreffen:
Intrapsychisch: Es tauchen ungewollt unangenehme Gedanken, Empfindungen und/oder Symptome in Zusammenhang mit dem Problembereich auf, die jetzt nicht mehr sofort und wirksam abgewiesen werden können. Anlässe entstehen durch äußere Ereignisse, unbewusste Inszenierungen des Patienten, Träume, Fehlleistungen oder auch durch Interventionen des Therapeuten. Die Beschäftigung mit dem Fokus erfolgt gezwungenermaßen und völlig defensiv. Die Gedanken und Empfindungen erlebt der Patient als etwas Störendes und Fremdes, für das er keine Verantwortung trägt. Im Mittelpunkt stehen negative Affekte und Abwehr, noch nicht irgendwelche Inhalte.
Interpersonell: Durch interpersonelle Spannungen und Auseinandersetzungen, durch «Unfälle» im sozialen Kontext (z. B. Kündigung der Arbeitsstelle) oder durch Agieren in der Therapie selbst entstehen nun manifeste Schwierigkeiten, die vom Patienten aber ausschließlich als von außen bzw. von anderen Menschen kommende Zumutungen erlebt werden. Es können starke Affekte und Handlungsimpulse auftreten, die von ihm als (angemessene) Reaktion auf die äußere «Störung» erlebt und gerechtfertigt werden. Es besteht noch keinerlei Einsicht, dass die «äußeren» Schwierigkeiten etwas mit der eigenen Person zu tun haben könnten. Die Konfrontation durch andere wird als störend und belästigend erlebt.
Fokusbezogene Veränderungen in der Realität: Veränderungen sind nicht möglich, da es noch keine Fokuswahrnehmung und -einsicht gibt. Es sind lediglich «edukative» Maßnahmen denkbar, bei denen etwas mit dem Patienten in direktiver Weise «gemacht» wird (*edukativer Modus*).
Affektzustände: Nach innen: Gequältsein, Unbehagen, Erschrecken, Bedrückung. Nach außen: Ärger und Wut über die Störung, Vorwürflichkeit, Genervtheit.
Abgrenzung zu anderen Stufen: Im Unterschied zu Stufe 1 ist das Fokusproblem jetzt störend geworden, d. h. es führt zu unangenehmen

Gedanken und Empfindungen, im äußeren Leben zu Konflikten und Unfällen. Diese Störungen sind nicht mehr marginal und mit Leichtigkeit abzuweisen wie auf Stufe 1, sondern sie haben unangenehme Folgen für den Patienten (direkt als Beeinträchtigung durch belastende Gedanken bzw. Gefühle oder vermittelt über die Wahrnehmung der ablehnenden Reaktionen der anderen).

Beispiel 2a: OPD-Fokus «Versorgung versus Autarkie»

Eine 48-jährige Patientin klagt über eine seit Monaten andauernde schwere körperliche Erschöpfung, wegen der sie sich außerstande fühlt, ihre sonst umfangreichen Aufgaben in Familie und Verwandtschaft zu erfüllen. Für den Untersucher ist erkennbar, dass sie latent gegen diese Verpflichtungen rebelliert und zugleich starke Schuldgefühle hat, weil sie glaubt, sich selbst nichts nehmen zu dürfen. Sie selbst macht jedoch allein Erschöpfung für ihre Untätigkeit verantwortlich.

Beispiel 2b: OPD-Fokus «Impulssteuerung»

Ein 35-jähriger Patient mit einer Neigung zu aggressiven Impulsdurchbrüchen kommt nach mehreren Entlassungen aus verschiedenen Arbeitsverhältnissen auf den Druck des Arbeitsamts und eines mit ihm befassten Sozialarbeiters zur Untersuchung. Er berichtet empört über willkürliche und ganz unberechtigte Provokationen von Kollegen und Vorgesetzten, die jeweils eine für sein Erleben vollkommen berechtigte Gegenwehr hervorgerufen haben. Er weist jede Möglichkeit eines eigenen Dazutuns bei der Entstehung der Spannungen kategorisch zurück.

Stufe 3: Vage Problemwahrnehmung

Die vage Problemwahrnehmung kann intrapsychische und/oder interpersonelle Problembereiche betreffen:

Intrapsychisch: Der Patient bemerkt die Existenz einer inneren Problematik, die zu ihm gehört und nicht mehr abgewiesen werden kann. In seinem Bewusstsein bekommt diese Problematik eine kontinuierliche Existenz. Gleichzeitig bleibt sie jedoch noch inhaltlich undifferenziert, und sie ist vor allem durch die mit ihr verbundenen aversiven Affekte bestimmt. In der Spannung zwischen defensiver Haltung einerseits und Unabweisbarkeit des Fokus andererseits entsteht eine Art Pattsituation. Der Patient ist immer noch passiv, aber er nimmt – mit therapeutischer

Hilfe oder wegen der Unabweisbarkeit der Problematik – das Problem schon wahr (i. S. einer beginnenden Anerkennung). Es gibt auf dieser Stufe bereits eine nachdenkliche Suchbewegung, bei der der Patient immer über das Gleiche innerlich zu stolpern scheint. Es entsteht in ihm aber noch kein klare Bild über sein Problem.

Interpersonell: Durch die Wiederholung und Verdichtung äußerer Schwierigkeiten bekommt die interpersonelle Problematik eine kontinuierliche Existenz, die von dem Patienten nicht mehr geleugnet werden kann. Der Patient hat eine Ahnung davon, dass diese äußeren Probleme etwas mit ihm selbst zu tun haben. Es fällt auf, dass ihm immer wieder Ähnliches widerfährt. Gleichzeitig versucht er immer wieder, die Probleme als etwas Störendes und ihm von außen Zugemutetes abzutun. Er beginnt zu begreifen, dass sie zu ihm gehören. Während dem Patient die Existenz und Unabweisbarkeit eines Problems oftmals wegzurutschen scheint, übernimmt der Therapeut vorübergehend die Rolle an die Bedeutung des Problems zu erinnern. Es besteht bereits insofern ein Arbeitsbündnis, als dass der Patient dem Therapeuten diese Rolle zubilligt.

Fokusbezogene Veränderungen in der Realität: Veränderungen sind nur sporadisch und begrenzt möglich, da es noch keine differenzierte Fokuswahrnehmung und -einsicht gibt. In Phasen der Einsichtigkeit kann es gute Vorsätze und eventuell auch Handlungsansätze geben, die aber wenig tragfähig sind (Übergang zum *Bewältigungsmodus*).

Affektzustände: Irritation, Betroffenheit, Bedrücktheit, Gereiztheit, ängstliche Anspannung.

Abgrenzung zu anderen Stufen: Der Patient ist in Bezug auf Erfahrungen im Fokusbereich noch schwankend. Wie auf Stufe 2 ist er zeitweise noch passiv, abgelöst von Phasen der Auseinandersetzung mit sich aufdrängenden Wiederholungen seines Problems. Die Veränderung besteht darin, dass er – mit Unterbrechungen – schon ernsthaft *wahrzunehmen* beginnt, d. h. das Problem an sich «heranlasst». Passager gibt es bereits Ansätze zu einer Hinwendung zum Problem, diese kommt aber mehr aufgrund von Druck zustande (im Unterschied zur aktiv-interessierten Zuwendung der Stufe 4).

«Erzwungen» ist die Fokuswahrnehmung auf dieser Stufe in einer ganz anderen Weise als bei Stufe 5, wo der Patient ebenfalls die Unausweichlichkeit seiner Schwierigkeiten erfährt. Auf Stufe 3 ist das Problem aufgezwungen, weil es sich durch Symptome, Fantasien etc. oder durch interpersonelle Konflikte aufdrängt. Auf der Stufe 5 erlebt der Patient die Problematik als etwas zu ihm Gehörendes und ihm unvermeidbar Aufgegebenes, welches ihn in schmerzlicher Weise hindert und begrenzt, aber dennoch angenommen und erlitten werden muss. Hier sind die Unausweichlichkeit und das Hadern mit der eigenen Begrenzung die Haupteindrücke.

Beispiel 3: OPD-Fokus «Unterwerfung versus Kontrolle»

Ein 36-jähriger, angespannt-gereizt wirkender Patient wird von seinem Orthopäden wegen bereits langjährig bestehender und sich seit einigen Monaten verstärkender Rückenschmerzen in die psychotherapeutische Praxis geschickt. Er berichtet über Reibungen mit Vorgesetzten, die nach seiner Überzeugung unzureichende Standards bei der Arbeit setzen und seine Anregungen nicht ausreichend berücksichtigen. Im Interview ist er immer wieder damit beschäftigt, die Äußerungen des Untersuchers zu korrigieren und ihn über «richtige Fragen» zu belehren, die «in der Sache weiterführen» würden. Dieser interveniert schließlich mit der Bemerkung, der Patient scheine offenbar wie an seinem Arbeitsplatz auch hier das Handwerk des Psychotherapeuten besser zu verstehen als dieser selbst. Der Patient versteht sofort und lacht; nach einer Weile äußert er dann betroffen, seine Frau beklage häufig seinen Perfektionismus und habe schon einmal angedeutet, dass sie seine Art auf Dauer nicht mehr ertragen werde.

Stufe 4: Anerkennung und Erkundung des Problembereichs

Das Problem nimmt im Zuge der Wiederholungen Gestalt an und wird dadurch zunehmend objektivierbar bzw. formulierbar. Es findet erstmals eine offensive, aktiv erkundende Beschäftigung mit ihm statt, die von Abwehrtendenzen und destruktiven Bewegungen zwar kurzzeitig unterbrochen, jedoch nicht aufgehoben wird. In dem Bemühen um Durchdringung gewinnt der problematische Bereich inhaltlich an Differenzierung und Kontur. Der Patient kann durchgängig und eigenständig ein verantwortliches Problembewusstsein in dem Sinne aufrechterhalten, dass er die eigene Person als Ursprung seiner Schwierigkeiten begreift. Er macht nun erstmals das Problem selbst zum Gegenstand der therapeutischen Bearbeitung. Ein Arbeitsbündnis kann etabliert werden, bei dem der Patient selbst anhaltend die Aufgabe übernimmt, nach

Zusammenhängen zu suchen und eigenverantwortlich Rückschlüsse zu ziehen.

Fokusbezogene Veränderungen in der Realität: Die Verantwortungsübernahme und die aktiv-interessierte Beschäftigung mit dem Fokus ist mit einem Zugewinn an Steuerungsmöglichkeiten im Problembereich verbunden. Veränderungsbemühungen entstehen auf dieser Stufe aus «gutem Willen», «Klugheit und Vernunft», «Selbstschutz» oder auch aus Freude an dem ungewohnten Erleben, Einfluss nehmen und selbst gestalten zu können (Kompetenzerleben). Solche Veränderungen werden «gemacht», d.h. bewusst gewollt, sie wirken dadurch eventuell bemüht oder sogar forciert («wild entschlossen») (*Bewältigungsmodus*).

Affektzustände: Interesse, Kompetenzgefühl, Tatkraft, eventuell «wütende Entschlossenheit», Optimismus.

Abgrenzung zu anderen Stufen: Der Patient verfügt nun im Unterschied zu Stufe 3 über ein klares Wissen in bezug auf sein Problem. Seine Schwierigkeiten sind nun ich-synton und haben einen festen Platz in seinem Bewusstsein. Er ist aktiv interessiert und übernimmt dauerhaft die Verantwortung für das Fokusproblem. – In Bezug auf den spezifischen Veränderungsmodus erscheint er als «bemühter Handwerker» im Unterschied zu jenen qualitativ ganz andersartigen Veränderungen, die auf Stufe 6 möglich werden und bei denen er als «kreativer Künstler» tätig ist, der spontan Veränderungsimpulse gestaltet. – Im Unterschied zu Stufe 5 gibt es auf Stufe 4 noch keine tief greifenden Konsequenzen für grundsätzliche Neubewertungen und tiefere Veränderungen im Selbstbild (auch im Sinne einer Relativierung des Selbstverständnisses in der Auseinandersetzung mit eigenen Begrenzungen und Beschädigungen). Die Errungenschaften auf Stufe 4 sind stattdessen eher «selbstkräftigend» und «selbstaffirmativ», auch im Sinne des Verfügbarmachens von Ressourcen. Es herrscht eine Stimmung der Machbarkeit vor.

Beispiel 4: OPD-Fokus «Selbst-Objekt-Differenzierung»

Eine sehr sensitive, 28-jährige Patientin gerät in interpersonellen Situationen immer wieder in große Schwierigkeiten, weil sie bei Auftreten kleiner Unstimmigkeiten sofort schwerwiegende Vorbehalte und entwertende Kritik vonseiten anderer Personen vermutet und daraufhin den Kontakt abbricht und sich zurückzieht. Im Verlauf einer stationären Therapie lernt sie in der Begegnung mit Mitpatienten und Behandlern, diese Empfindlichkeit bei sich zu erkennen und besser zu regulieren, indem sie z. B. jeweils direkt nachfragt, was die betreffende Person denkt und wie sie die jeweilige Situation aus ihrer Perspektive erlebt. Die Patientin erfährt, dass solche offensiven Klärungen ihre Beziehungen entspannen und negative Entwicklungen korrigieren können. Sie erlebt dies als bedeutende Erweiterung ihres Spielraumes im sozialen Umgang und als einen wichtigen Erfolg, der ihr Selbstwertgefühl stärkt. Im Rahmen einer ambulanten Psychotherapie kann sie diese erfolgreiche Strategie ausweiten und verfestigen. Sie stellt eigenständig Bezüge zu den Erfahrungen mit den kritischen Eltern her. Auch aus der Sicht des Behandlers sind diese Veränderungen eindrucksvoll, wobei die beschriebene sensitive Empfindlichkeit als Vulnerabilität weiter bestehen bleibt.

Stufe 5: Auflösung alter Strukturen im Problembereich

Es tritt eine ernste Verunsicherung in Bezug auf die Bewertung der eigenen Person, anderer und bestimmter Erfahrungen im Fokusbereich ein. Der Patient nimmt jetzt Beschädigungen und Begrenztheiten an sich wahr, die endgültig zu sein scheinen. Sein Erleben bekommt dadurch eine depressive, traurige oder auch verzweifelte Färbung. Eine Atmosphäre des Verlustes ist spürbar. Gewohnte und früher erfolgreiche Modi der Abwehr und Reparation greifen nicht mehr, sodass der Patient Unsicherheit, Schmerz und Trauer nicht mehr von sich fernhalten kann. Die Labilisierung kann eventuell einen krisenhaften Charakter annehmen.

In der *Außenperspektive* (z. B. des Therapeuten) kann diese Entwicklung andererseits als Fortschritt imponieren, weil sich das emotionale Erleben des Patienten intensiviert und seine Bedürftigkeiten besser spürbar werden, wodurch er insgesamt authentischer wirkt. Der Patient selbst hingegen erlebt seine Labilisierung zunächst vor allem negativ. Er fühlt sich existenziell ausgeliefert, erleidet die Verunsicherung und wird von ihr überwältigt. Dieser Zustand kann durch verzweifelte Versuche der Restitution und Reparation unterbrochen werden, in denen er sich z. B. anklagend und vorwurfsvoll verhält (auch gegen den Therapeuten). Im Grunde weiß er aber, dass sein Zustand nichts von außen Induziertes und Vermeidbares ist, sondern sich aus einer inneren Notwendigkeit heraus entwickelt hat und eine Wahrheit über ihn offenbart. Er ist gleichsam sich selbst ausgeliefert und erlebt seine Lage als umso auswegloser.

Indem der Patient die eigenen Widersprüchlichkeiten, Beschädigungen und Begrenzungen erleidet und von illusionären Vorstellungen Abschied zu nehmen beginnt (von bestimmten Selbst- und Fremdbildern, Beziehungsvorstellungen und -hoffnungen), entstehen Möglichkeiten für eine realitätsgerechtere Wahrnehmung und ausgewogenere Bewertung von Menschen und Erfahrungen unter Einschluss versöhnlicher und dankbarer Empfindungen. Diese Fähigkeiten sind jedoch noch im Entstehen begriffen und eher in der *Außenperspektive* wahrnehmbar. Im Erleben des *Patienten selbst* ist vor allem die Erfahrung des Verlusts bestimmend, der Gewinn dagegen noch sehr undeutlich. In Bezug auf das Kommende herrschen daher noch Ratlosigkeit und Unsicherheit vor.

Fokusbezogene Veränderungen in der Realität: Auf dieser Stufe befindet sich der Patient in einem Zustand der «Passion», d. h. es gibt in dieser psychischen Verfassung eigentlich keine Aktivität, die auf äußere Veränderungen ausgerichtet wäre. Das Bemühen um äußere Veränderung hat seine Evidenz verloren, weil das Problem nun ganz zu etwas Innerem geworden ist – der Patient spürt und weiß, dass sich die Schwierigkeit im Außen nicht lösen lässt. Wie beschrieben kann dieser Zustand durch Reparationsversuche unterbrochen werden. Der Patient erfährt jedoch, dass diese Versuche immer wieder scheitern und er in alte Strukturen zurückfällt. Verzweifelt-wütende Anklagen (auch gegen die Therapie und den Therapeuten) können passagere und erfolglose Versuche darstellen, sich des Problems projektiv zu entledigen und eingeübte Bewältigungsformen wieder aufzurichten. Das Alte ist verloren und versperrt, das Neue noch nicht zugänglich.

In der *Außenperspektive* können andererseits wichtige Veränderungen sichtbar werden, in die der Patient «hineingerät» und die mit ihm einfach «geschehen». Ereignisse und Vorfälle in seinem Leben, die er als bedrohlich oder sogar katastrophal erlebt, können für den Betrachter eine größere Belebung und Durchlässigkeit im emotionalen und kommunikativen Bereich sichtbar machen und sich daher als Bereicherung darstellen. Vom äußeren Standpunkt her hat man deshalb *nicht* unbedingt das Gefühl, den Patienten vor den mit seiner inneren Entwicklung verbundenen Verunsicherungen schützen zu müssen.

Affektzustände: Trauer, Depression, Verunsicherung, Verzweiflung, krisenhafte Stimmungen, auch Ratlosigkeit und Resignation. Dazwischen können sich gelegentlich – vor allem in der Außenperspektive – auch Affekte der Bedürftigkeit, Dankbarkeit und Versöhnlichkeit zeigen. (Auch die unangenehmen Affektzustände können sich für den äußeren Betrachter als Zeichen eines verbesserten emotionalen Zugangs zu sich und anderen darstellen).

Abgrenzung zu anderen Stufen: Der Patient befindet sich in einem Zustand der «Passion», d. h. er ist den Erfahrungen im Fokusbereich ausgeliefert und wird von ihnen überwältigt. Im Unterschied zu der letzten Stufe 4 ist in der Auseinandersetzung mit dem Fokusproblem nun das Moment des Nicht-anders-Könnens bestimmend, d. h. die Auseinandersetzung erfolgt nun nicht mehr aktiv im Sinne einer gewollt offensiven und interessierten Hinwendung zum Problem, sondern sie wird nolens volens erlitten. Das ist das entscheidende Kriterium im Wechsel von Stufe 4 nach 5. Zudem ist die freudig-tatkräftige Affektlage bei Stufe 4 eine gänzlich andere als die verzweifelte Stimmung auf Stufe 5.

Die erwähnten verzweifelt-wütenden Anklagen müssen von denjenigen Anklagen unterschieden werden, die auf den Stufen 2 und 3 vorkommen. Dort weist der Patient die Schwierigkeiten als «ärgerliche Zumutungen» zurück, die ganz im Außen wahrgenommen werden. Auf der Stufe 5 hingegen ist es für den Patienten grundsätzlich unabweisbar geworden, dass das Schwierige zu ihm selbst gehört und dass er sich folglich nicht davon befreien kann. Daher wirkt die Bedrucktheit deutlich «tiefer» und dauerhafter als auf Stufe 3.

Wie beschrieben können auf Stufe 5 in der *Außenperspektive* bereits positive Veränderungen bezüglich der emotionalen Durchlässigkeit im Kontakt mit sich, anderen Menschen und bedeutsamen Ereignissen sichtbar werden. Der *Patient selbst* erfährt diese Gefühlsbelebung aber überwiegend als unangenehm oder sogar bedrohlich; erst auf Stufe 6 kann er seine neuerworbene affektive Resonanz positiv bewerten und als Fähigkeit für sich nutzbar machen. Deswegen sind die Affektzustände auch von Erleichterung und Dankbarkeit geprägt.

Beispiel 5: OPD-Fokus «Selbstwertkonflikt»

Ein Patient hat sich in der Vergangenheit vor Kränkungen in Partnerschaften immer wieder geschützt, indem er bei sich anbahnenden Schwierigkeiten sofort Nebenbeziehungen aufnahm, um sich auf diese Weise autonom, überlegen und unverletzbar zu machen. Im Laufe der Behandlung lässt er sich im Zusammenhang einer erneuten Trennung erstmals auf eine verbindliche Beziehung mit einer Partnerin ein und gerät in eine sehr traurige und teilweise verzweifelte Verfassung, als sie ihm sein selbstbezogenes Verhalten widerspiegelt. Der wütende und wie «getrieben» wirkende Versuch, sich durch eine neue Beziehung nach gewohnter Manier zu restituieren, führt diesmal nicht zur erwarteten Beruhigung, sondern zu vertiefter Verzweiflung und Niedergeschlagenheit. Andererseits schildert er auch ein für ihn ganz neues und seltsames Erleben, sich «irgendwie menschlicher» zu fühlen.

Stufe 6: Neuordnung des Problembereichs

Der Patient ist nun gewissermaßen «unten angekommen», eine Erleichterung und emotionale Beruhigung tritt ein. Gefühle der Trauer und Verzweiflung verklingen, an ihre Stelle treten versöhnlichere Empfindungen. Der Patient erlebt, dass er das Alte (frühere Formen der Bewältigung) nicht mehr «braucht» und sich nicht mehr so sehr schützen muss. Bisher unannehmbare Wahrnehmungen können besser akzeptiert und toleriert werden. Der Patient hat von illusionären Vorstellungen (von bestimmten Selbst- und Fremdbildern, Beziehungsvorstellungen und Hoffnungen) Abschied genommen und kann seine Beschädigungen, Defizite und Begrenzungen grundsätzlich akzeptieren. Der Patient entwickelt ein neues und integriertes Selbstverständnis, dessen Konturen zunehmend sichtbar werden. In der Selbstsicht und der Bewertung von wichtigen Menschen in Gegenwart und Biografie werden eine realitätsgerechtere Art der Wahrnehmung und ausgewogenere Affekte erkennbar (vgl. die Ausführungen zum Realitätsbezug in

Stufe 5). Die in den früheren Stufen auftretenden Schuldzuweisungen und Racheimpulse werden nun von Bemühungen um Ausgleich und gerechte Bewertung abgelöst. Einseitige Urteile über Personen, Ereignisse und Umstände der Vergangenheit werden revidiert und um fehlende Aspekte ergänzt. Gefühle der Dankbarkeit werden erlebt – Vergebung wird möglich. Die Aufgabe des Unerreichbaren war zunächst traurig (Stufe 5) und wirkt nun erleichternd und befreiend.

Fokusbezogene Veränderungen in der Realität: Der Patient kann nun wieder aktiv werden, nachdem er im Prozess der «Passion» gewissermaßen unten angekommen ist und seine altgewohnten Bewältigungsformen nicht mehr «braucht». Er kann jetzt neue Wertigkeiten und neue Ziele finden. Diese Veränderungen stellen sich zwanglos ein, sie entstehen spontan und sind auch für den Patienten oft überraschend. In gleicher Weise ändern sich Wichtigkeiten und Bedeutungen, ohne dass dies intendiert worden wäre. Es entstehen neue Interessen, Prioritäten, Ausrichtungen und Pläne. Der realitätsgerechtere Bezug zu sich selbst und zur äußeren Welt machen neue Formen des Erlebens und des Handelns möglich. Der Patient kann Neues aufbauen und sich im Leben auf neue Weise einrichten (*Modus der strukturellen Veränderung*).

Affektzustände: Erleichterung, Beruhigung; Versöhnlichkeit, Dankbarkeit, Vergebung, Befreiung; Überraschung und Erstaunen über neue Möglichkeiten; schöpferisches Engagement.

Abgrenzung zu anderen Stufen: Im Unterschied zu Stufe 4 sind die therapeutischen Veränderungen auf dieser Stufe nicht Folge eines «Vorsatzes» oder «gutwilliger Bemühung». Das Neue wird nicht gemacht, «es passiert». Der Patient ist nicht mehr der «bemühte Handwerker» von Stufe 4, sondern eher der «kreative Künstler», der spontan sich einstellende Impulse schöpferisch gestaltet. Von außen kann dies den Eindruck machen, als würde er «erstaunlicherweise» plötzlich Dinge machen, die ihm früher unerreichbar gewesen wären. Unerwartet ergeben sich neue Möglichkeiten. Die Realität wird auf eine neue Art wahrgenommen und erlebt. Auch der Patient selbst kann überrascht und verwundert über das sein, was ihm nun spontan möglich wird. Die Veränderungen haben den Charakter des Gewachsenen, Selbstverständlichen.

Beispiel 6: OPD-Fokus «ödipal-sexuelle Konflikte»

Eine 48-jährige Patientin mit einer starken Bindung an einen sehr erfolgreichen, aber bereits früh während ihrer Pubertät verstorbenen Vater war in der Vergangenheit in sich selbst verhaftet und mit ihren beruflichen wie privaten Bemühungen chronisch unzufrieden. Viele begonnene Entwicklungslinien hatte sie immer wieder abgebrochen und andere mit jeweils großem Schwung neu aufgenommen, um sie dann erneut fallenzulassen. Nach einigen Jahren einer depressiv-suizidalen Rat- und Tatenlosigkeit entwickelt sie in einem bislang wenig beachteten Bereich Interessen, die sie befriedigen und immer mehr ausfüllen. Nach und nach entdeckt sie dabei Fähigkeiten, die sie bei sich noch nicht so deutlich gespürt hatte, und bemerkt zugleich bislang verleugnete Gemeinsamkeiten mit der mehrere Jahre zuvor ebenfalls verstorbenen Mutter, gegenüber der sie nun versöhnliche und dankbare Gefühle erleben kann. Auch die Beziehung zum bisher oft abschätzig behandelten Ehemann vertieft und erneuert sich.

Stufe 7: Auflösung des Problems

Der Patient hat sich das Neue nun sicher angeeignet, sodass er es nicht mehr festhalten muss. Das Fokusproblem ist bewältigt, der Umgang mit ihm etwas Selbstverständliches geworden. Der Fokusbereich ist nicht mehr umkämpft und daher «affektiv neutral» – er hat damit seine besondere Bedeutung verloren, der Patient ist darin nicht mehr gefangen. In Angelegenheiten, die mit dem Thema zu tun haben, verhält er sich realitätsgerecht in Wahrnehmung und Affekt.

Das Problem ist etwas Zurückliegendes geworden, mit dem sich der Patient im Wesentlichen nur noch erinnernd beschäftigt. Er hat sich von seinen biografischen Verletzungen innerlich gelöst und kann die Vergangenheit ausgewogen bewerten, d.h. mit Dankbarkeit für das Wertvolle, das er (von Eltern, Partnern, auch vom Therapeuten) bekommen hat und das für sein Leben eine Hilfe darstellt; andererseits mit Duldsamkeit für das, was ihm versagt geblieben ist, und für die Beschädigungen, die er hinnehmen musste. Der Patient ist mit dem Vergangenen versöhnt und kann es als das Eigene begreifen; sich damit identifizieren. Da gleichwohl oft eine gewisse Empfindlichkeit im Fokusbereich erhalten bleibt, kann es vorübergehend, ausgelöst durch äußere Anstöße, zu einem Oszillieren auf Stufe 6 oder gar Stufe 5 kommen.

Fokusbezogene Veränderungen in der Realität: Freie Neugestaltungen ohne innere Behinderung sind möglich (Modus der strukturellen Veränderung).
Affektzustände: Bodenständigkeit, Integrität, Selbstgewissheit, Offenheit, Freiheit; Selbstübereinstimmung, sich «rund fühlen».
Abgrenzung zu anderen Stufen: Im Unterschied zu Stufe 6 wird ein *Zustand* der Versöhnung und Integration beschrieben, während es dort um den *Prozess* ging, in welchem dem Patienten Erfahrungen von Integrität, Vollständigkeit und Selbstübereinstimmung schrittweise zugänglich werden. Stufe 7 beschreibt hingegen den Zustand der Integration, d. h. der Patient hat sich das Neue als Ergebnis der Umwertungs- und Anerkennungsprozesse bereits sicher angeeignet.

Anhang D: Synopsis zum Folgeantrag (Kapitel 8)

1. Wichtige Ergänzungen zu den Angaben in den Abschnitten 1.-4. des Berichts zum Erstantrag	
Vorgaben zur Berichterstellung	Mögliche Punkte aus Sicht der OPD
⇒ *Veränderungen der Symptomatik* ⇒ *Relevante Ergänzungen zur Biografie, Krankheitsanamnese, psychischem Befund* ⇒ *Gegebenenfalls Berichte von Angehörigen oder externe Befundberichte*	⇒ *Empfehlungen aus Kapiteln 6.2.1 – 6.2.4* ⇒ *Auswahl der Fakten und des Materials gemäß der psychodynamischen Schlussfolgerungen*

2. Ergänzungen zur Psychodynamik der neurotischen Entwicklung	
Vorgaben zur Berichterstellung	Mögliche Punkte aus Sicht der OPD
⇒ *Beschreibung der interpersonellen Dynamik über den Behandlungsverlauf (Übertragung, Gegenübertragung, Widerstand)* ⇒ *Beschreibung, ob die unbewusste Konfliktdynamik zum Gegenstand bewusster Bearbeitung wurde und ob sich das Erleben des Patienten verändert hat*	⇒ *Empfehlungen aus Kapitel 6.2.6* ⇒ *Fokusauswahl von Behandlungsbeginn konkretisieren und ggf. modifizieren*

3. Ergänzungen zur neurosen-psychologischen Diagnose bzw. Differenzialdiagnose	
Vorgaben zur Berichterstellung	Mögliche Punkte aus Sicht der OPD
	⇒ *Empfehlungen aus Kapitel 6.2.7* ⇒ *Veränderungen im Vergleich zum Erstantrag* • Symptomschilderung • OPD-Befund • ICD-10 Diagnose

4. Zusammenfassung des bisherigen Therapieverlaufs	
Vorgaben zur Berichterstellung	Mögliche Punkte aus Sicht der OPD
⇒ *Mitarbeit, Regressionsfähigkeit und Abwehr* ⇒ *Angewandte therapeutische Methoden und erreichte Effekte*	⇒ *Veränderter Umgang des Patient mit Fokusproblemen im Verlauf beschreiben anhand von* • interpersoneller Problematik • intrapsychischer Problematik • Affektzustände • Realität

5. Änderungen des Therapieplans und Begründung	
Vorgaben zur Berichterstellung	Mögliche Punkte aus Sicht der OPD
	⇒ *Empfehlungen aus Kapitel 6.2.8* ⇒ *Objektivierende Einschätzung der Entwicklung in ausgewählten Fokusbereichen kann ermöglichen* • Befreiung aus möglichen Gegenübertragungsverstrickungen • Erkennen und Korrigieren möglicher Stagnation und Fehlentwicklung • schlüssige Begründung von Therapieplanänderungen

6. Prognose nach dem bisherigen Behandlungsverlauf	
Vorgaben zur Berichterstellung	Mögliche Punkte aus Sicht der OPD
⇒ *Begründung der noch notwendigen Behandlungsfrequenz und -dauer mit Bezug auf Entwicklungsmöglichkeiten*	⇒ *Empfehlungen aus Kapitel 6.2.9* ⇒ *Ausmaß der erzielten Umstrukturierung zur weiteren Prognose heranziehen* ⇒ *Beurteilung der Ansprechbarkeit auf selbstkritische, fokusbezogene Betrachtungen*

Autoren

Dipl.-Psych. Michael Stasch
Rohrbacher Straße 22, 69115 Heidelberg
Tel. 06221/7288210
Fax 06221/7288211
praxis@psychotherapie-stasch.de

Dr. phil. Dipl.-Psych. Tilman Grande
Hauptstraße 48, 69117 Heidelberg
Tel. 06221/9148778

Prof. Dr. med. Paul L. Janssen
Kraepelinweg 9, 44287 Dortmund
Tel. 0231/458765
Fax 0231/4462325
paul.janssen@ruhr-uni-bochum.de

Dr. phil. Dipl. Psych. Claudia Oberbracht
Hohemarkstraße 27, 60439 Frankfurt
Tel. 069/95502654
claudia.oberbracht@t-online.de

Prof. Dr. med. Gerd Rudolf
Klinik für Psychosomatische und Allgemeine Klinische Medizin
Universitätsklinikum Heidelberg
Thibautstraße 2, 69115 Heidelberg
Tel. 06221/565814
Fax 06221/565330
gerd_rudolf@med.uni-heidelberg.de